일방통행 하는
의사,
쌍방통행을 원하는
환자

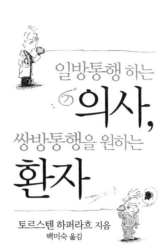

일방통행 하는 의사, 쌍방통행을 원하는 환자

토르스텐 하퍼라흐 지음

백미숙 옮김

굿인포메이션

인간은 수많은 사람들과 끊임없는 만남과 더불어 관계를 맺으며 살아간다. 마틴 부버(Martin Buber)는 인간관계를 '나와 너'(I and you)의 관계와 '나와 그것'(I and It)의 관계로 나눈다. '나와 너'의 관계는 서로 인정하며 이해하는 인격적인 관계인데 비해 '나와 그것'의 관계는 어떤 목적을 위해서 이용하는 수단적인 관계이다. '나와 그것'으로 서로를 대하는 사이에서는 진정한 만남은 이루어지지 않는다. 과학기술의 발달과 근거 중심의 의학으로 인해 의사와 환자가 점점 '나와 너'의 관계에서 '나와 그것'의 관계로 바뀌고 있지 않은지 자문해 본다.

최근 의료업이 서비스업이라는 인식과 함께 환자에게 질 높은 의료서비스를 제공하는 것은 의료인의 중요한 임무이자 경쟁력이다. 서비스의 키워드는 '만족'으로서 의료를 제공받는 환자뿐 아니라 제공하는 의사 역시 만족스러워야 한다. 오늘날 기술적인 측면에서 의학이 많은 발전을 거듭하고 있다고 해서 환자가 의사의 진료에 반드시 높은 만족도를 보이는 것도 아니고 의사 역시 자신의 진료나 직업에 대해 만족감을 갖는 것도 아니다.

의사의 의학적 전문지식, 경험, 문제해결 능력, 다양한 가설 생성 능력, 관찰력, 협상력, 설명력 등도 중요하지만 의사와 환자의 만족도에 결정적으로 영향을 미치는 것은 다름 아닌 '의사와 환자의 관계' 라는 것이 그동안의 수많은 연구들에서 밝혀진 바 있다. 환자가 의사의 치료나 지도를 받아들이지 않는다면 만족스러운 결과를 결코 기대할 수 없기 때문이다.

환자와 의사의 관계를 형성하는 데 가장 근본이 되는 것은 바로 환자와 의사의 대화, 즉 커뮤니케이션이다. 의사의 효과적인 커뮤니케이션 능력은 환자의 만족도에 영향을 미칠 뿐만 아니라 처방전을 잘 따르게 해서 환자의 회복 속도를 앞당기고, 나아가 의료사고시 소송 빈도를 줄일 수 있는 것으로 보고되고 있다.

원만한 커뮤니케이션이 이루어지기 위해서는 무엇보다도

역지사지의 자세가 요구된다. 다시 말해서 자기중심적 사고에서 벗어나 상대방 중심의 사고로 전환하려는 노력이 필요하다. 의사가 의사의 시각으로만 환자를 바라보지 않고 환자의 입장에 서서 환자의 세계를 이해하면서 심리적 또는 정서적 지지를 해줄 때 비로소 환자와 바람직한 커뮤니케이션을 할 수 있으며, 이것은 더 나아가 신뢰할 수 있는 의사와 환자 관계를 구축하는 중요한 토대가 된다.

미국이나 영국, 캐나다, 독일과 같은 의료 선진국에서는 오래 전부터 훌륭한 커뮤니케이션 능력을 갖추는 것이 좋은 의사의 필수조건이라는 것을 깨닫고 의과대학생 및 의사들을 상대로 정규 또는 비정규 교육과정에서 의료커뮤니케이션 교육을 실시하고 있다.

이에 비해 우리나라의 경우 의료커뮤니케이션 교육은 아직 걸음마 단계에 있다. 최근 의료면담 및 대인관계 기술과 관련된 교과목을 개설하는 의과대학이 점점 늘어나고 있다. 또한 대한의료커뮤니케이션학회 같은 관련학회에서는 심포지엄 및 워크샵을 통해 바람직한 의학교육 모색을 위한 활발한 공론의 장을 제공, 의대생뿐 아니라 전문의나 개업의를 위한 체계적인 의료커뮤니케이션 교육 프로그램을 계획하는 등 의학교육 분야에 커다란 변화의 바람이 불고 있는 것은 매우 고무적인 일이다.

이러한 현실에서 무엇보다도 의대생과 의료인을 위한 의료커뮤니케이션 교육에 길잡이 역할을 해줄 만한 책이 절실하다. 오랜 임상경험을 바탕으로 의료커뮤니케이션 분야에서 탁월한 업적을 쌓아온 하퍼라흐 박사의 이 책을 소개하는 일이 우리나라의 척박한 의학교육 현실을 개선하는 데 미력하나마 일조할 수 있을 것으로 기대한다.

2007년 10월
백미숙

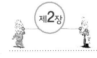

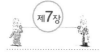

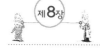

"처방전을 쓰기는 쉽지만 사람들과 의사소통하기는 어렵
다." - 프란츠 카프카

의료대화는 히포크라테스 시대와 마찬가지로 21세기 현대
의학에서도 성공적인 진단과 치료에 결정적인 요소이다. 환자
를 이해하지 못한다면 적절하게 치료할 수 없을 것이다. 환자
입장에서도 의사의 설명과 지시가 불명료하여 잘 이해할 수 없
다면 치료과정에서 잘못을 범해 심지어 스스로를 위태롭게 만
드는 상황이 생길 수도 있다.

이 책은 주로 의사에서 환자로 진행되는 대화방향에 초점이
맞춰져 있다. 그러나 의료면담은 주로 쌍방향의 성격을 띠기
때문에 환자의 말하기도 고려대상이 된다. 일부 의학교재에서
는 매우 짧지만 의사와 환자 간의 관계 및 커뮤니케이션을 언
급하고 있으며, 의사윤리나 병력조회를 다룬 책에서는 비교적
상세한 내용들도 다루어지고 있다. 그러나 이러한 이론적인 논

의들에는 오늘날 의사의 일상에 적용할 수 있는 현장 중심의 방향이 빠져 있는 경우가 많다.

해를 거듭할수록 의학공부는 점점 자연과학 중심이 되고, 임상과 관련된 서술형 리포트나 구두시험 대신 선다형 문제가 전면으로 부상하고 있다.

사실 매일매일 필요한 의료면담에 대해 대학에서는 거의 가르치지 않거나 가르친다고 해도 구체적으로 실습할 기회가 없다. 의학도는 세부적인 지식을 외우는 데 오랜 시간이 걸리지 않기 때문에 대개 한 주제에 대해 골똘히 심사숙고할 필요가 없다. 그러나 대화는 비교적 오랜 시간에 걸쳐서 한 가지 관점 또는 그 이상의 관점에 대해 집중할 것을 요구한다.

좀더 자세히 들여다보면 의료처치시 많은 문제들이 언어적 '오해'에서 생겨난다는 것을 확실히 알 수 있다. 사소한 또는 부수적인 것처럼 보이는 것들이 다방면에서 대인갈등의 원인이 될 수 있다. 이런 문제들의 원인은 다양하겠지만 일부는 제

거할 수도 있다.

'올바른 대화'에 특별한 재능을 필요로 하는지 수년 동안에 걸친 오랜 경험을 필요로 하는지에 대해 궁금증을 가질 수 있다. 확실한 것은 말을 유창하게 잘하든 그렇지 못하든 누구나 다음과 같이 하면 환자와 의사소통을 잘할 수 있다는 것이다.

➡ 충분한 대화내용을 준비하고 의료대화에 적절하고 분명한 구성을 항상 염두에 둔다.
➡ 의학전문적인 설명을 환자 개개인에게 맞는 언어수준으로 바꾼다.
➡ 재미있고 명확하게 표현한다.
➡ 말만 하는 것이 아니라 듣기도 잘한다.

이 모든 것은 선천적으로 타고난 재능이라기보다는 의사 고유영역인 병력조회 대화, 회진 대화, 고지 대화의 필수요소로서 학습이 가능한 기술들이다.

의료면담과 같이 복잡한 사건을 글로 정리하는 것이 의아해 보일 수 있다. 심리학자, 심리치료사 또는 숙련된 의사들의 감독하에 임상 중심의 집중강좌와 실습시간을 갖는 것이 최상일 수 있다. 그러나 그러한 기술을 강좌에서 습득할 수 있는 기회는 매우 적거나 아예 없다. 한편으로는 교수자나 학습자에게 이 주제와 관련된 인간의학, 국문학, 언어학, 사회학 같은 영역의 이론적 지식과 실제적 경험이 부족하다. 따라서 강의나 강좌 후 이론적으로 심화시키는 것이 쉽지 않다. 그래서 이 책은 다음과 같이 하여 위에서 설명한 부족한 점을 채우고자 한다.

➡ 중요한 주제에 초점을 맞춰 의료화법 훈련을 가능하게 한다.
➡ 의사와 환자 간 커뮤니케이션 전략을 습득하기 위한 전제들을 제공한다.

➡ 이를 위해 대화 모델을 제시한다.

➡ 지금까지 강좌에서 제공되지 않은 것을 연관지어서 설명한다.

➡ 의학적, 사회학적, 언어학적 전문서적을 연구할 시간이 없는 사람들을 위해 일상적 의료면담에 대한 정보를 준다.

➡ 궁극적으로 의사와 환자 간의 의사소통에서 오해를 피하고 신뢰관계를 구축하는 데 도움을 준다.

1장에서 7장에 이르는 내용을 잘 소화하면 다음과 같은 능력을 갖게 된다.

➡ 병력조회 대화, 회진 대화, 고지 대화의 고유한 특성을 구분하고 관련된 사항들에 대해 이해할 수 있다.

➡ 과학적 의학 언어를 환자 개개인의 언어수준으로 바꿀 수 있다.

➡ 자신이 말하는 동안 꾸준한 성찰을 통해서 자기 말이 환자에게 어떤 영향을 미치는지를 통제할 수 있다.

➡ 환자의 말을 적극적으로 들을 수 있다.

➡ 대화를 다른 방향으로 이끌어가기 위한 특정 보조기술을 습득할 수 있다.

➡ 절망적이고 어려운 대화에서 벗어날 수 있다.

➡ 각각의 대화유형에 맞는 언어적 특성을 터득할 수 있다.

이 책을 집필할 때 의학도도 염두에 두어 학업기간 동안 어쩔 수 없이 자연과학적인 세부사항에 집중해 공부한다고 해서 인간적인 의료화법을 소홀히 다뤄서는 안 된다는 점을 인식시키는 데 기여할 수 있을 것이다.

늦어도 수련기간 동안 또는 이후 개업의로서 경험을 하면서 의료면담의 언어적 훈련이 부족하다는 것을 깨닫게 될 것인데, 이 기간 동안 이 책이 도움이 될 것이다. 그리고 숙련된 전문의나 게으른 동료들에게도 이 주제에 대한 연구는 새로운 인식의 장이 될 것이다. 이처럼 이 책은 의사의 직급을 모두 염두에 두고 집필되었다.

이 책을 쉽게 읽기 위해 몇가지 특성을 알아둘 필요가 있다.

1장에서는 의료면담과 관련된 출판물에 대한 비판과 관련 연구상황에 대해 간략히 개괄하였다. 커뮤니케이션학 관점에서 특정 사안들에 대한 설명은 의사와 환자 간의 대화가 일정한 특징을 가진 쌍방향 대화라는 것을 이해하는 데 도움이 될 것이다.

2장에서 6장까지는 병원에서 이루어지는 의사와 환자 간 대화의 논리적 · 시간적 구조와 함께 여러가지 대화유형들, 즉 병력조회 대화, 회진 대화, 고지 대화에 대해서 살펴볼 것이다. 특히 6장에서는 환자가 나쁜 병에 걸렸을 때 나누는 고지 대화에 대해서 다룬다. 물론 다른 고지 대화에서도 이와 비슷한 방법으로 진행할 수 있다.

각 장은 독립된 단위로 되어 있기 때문에 어떤 내용을 이해하기 위해서 다른 설명을 꼭 참조할 필요는 없다. 또한 각 장의 마지막에는 요점정리식으로 매우 간결하게 내용을 요약해 두어 간편하게 살펴보는 데 도움이 될 것이다. 예시로 실린 실제 대화의 경우 일부는 필자의 동료들이 나눈 것이고, 일부는 필자가 환자와 나눈 것이다. 더 깊이있는 공부를 원하는 이들을 위해 책 맨 뒤에는 광범위한 참고문헌을 실었다.

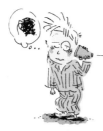

제1장

의료화법

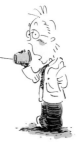

의사와 환자 간 대화는 '제도적으로 규정된 커뮤니케이션'이다. '제도'란 에리히/레바인에 의하면 '특별한 구조를 가진 사회적 일부 영역'이다. 이 영역은 그 안에서 행동하는 사람들 사이에서 일정한 구속력을 지닌다. 의사와 환자 간의 의사소통적 관계는 본질적으로 병동 운영과 병원 틀에서 나오는 제도적 규정, 행위 제한, 의무에 의해서 영향을 받는다.

1. 기존 연구

의료면담 관련 연구문헌을 개관하다 보면 가장 먼저 눈에 띄는 사실은 의료면담이란 주제가 대개 각각의 전문 분야의 영향을 받은 비교적 특별한 관점에서 다뤄지고 있다는 점이다. 사회학에서는 특히 의사와 환자 간 대화의 비대칭적 구조에 대해 언급하면서 '무엇이 이것을 다른 대화와 구별짓는가'라는 물음을 던진다. 언어학은 대화분석에 대한 모델을 발전시켜 이와 함께 의사-환자 대화 분석을 위한 방법론적 기초를 제공했다. 이 경우 저자들은 의사와 환자 간 대화를 연구대상으로 삼기는 했지만, 일상적 임상 및 의사와 환자 간 커뮤니케이션 개선을 위한 제안을 도출해 내지는 못했다. 오히려 언어학적 · 이론적 방법에 중심을 둔 이런 연구들은 회진과 의사 환자간 대화에서 나온 재료들을 실질적으로 더 나은 의사소통을 위해서가 아니라 언어학적 이론의 기초를 세우는 데 이용한다. 따라서 이런 연구들에는 의료면담을 배우고자 하는 의사에게 도움이 될 만한 조언들이 빠져 있는 경우가 많다. 그래서 이처럼 현장과의 관련성이 없기 때문에 순수언어학적 연구결과는 여기에서 상세하게 다루지 않을 것이다.

사회학과 언어학 분야에서 나온 많은 출판물을 보면, 지금까지 의사들은 의사와 환자의 커뮤니케이션이란 주제에 대해서 거의 연구하지 않았다. 몇몇 의사들이 정신신체적 관점에서 의료대화를 설명하고 있고, 그 중 주요 연구물에 대해서는 다음 장에서 언급할 것이다. 그러나 이 책에서는 일반적인 의료화법에 대해 설명해야 하기 때문에 정신신체적 · 심리분석적 대화를 자세히 분석하는 것은 의미가 없다. 의료대화에 정신신체적 관점을 완전히 받아들이는 것은 필자의 능력 밖이다.

비교적 최근에 출간된 책 중에 가이슬러라는 의사가 쓴 책에는 의사소통심리학과 의료대화 기술에 대해 소개한 후 의사와 환자 간에 이루어지는 여러가지 대화상황을 다루고 있다. 이 책을 보면 가이슬러가 지금까지 나온 연구물들에 대해 잘 파악하고 있음을 알 수 있다. 이러한 장점에도 불구하고 환자와의 대화에 익숙하지 않은 의사를 위해서 현장 중심의 실례들이 있었으면 하는 아쉬움이 있다. 필자의 생각으로는, 가이슬러 책에는 의사와 환자 간의 연대적 의사소통의 토대가 되는 병력조회 대화, 회진 대화, 고지 대화에서 주요 내용 및 구조와 관련된 현장 중심의 조언들이 빠져 있다. 그렇다고 해서 이 책에서 다뤄진 중요한 부분을 평가절하하는 것은 아니다. 예를 들어 의사와 환자 간 의사소통에 대한 가이슬러의 분석은 매우 적절하다. 자살 환자, 실어증 환자, 죽어가는 환자와 나누는 매우 까다로운 대화에 대한 설명은 의사에게 도움이 될 것이다.

통상적인 연구개관은 지금까지 연구상황을 간단하게 설명하는 것으로 대신한다. 관심있는 독자는 참고문헌을 참고하길 바란다. 그러나 의사와 환자 간 대화라는 주제와 관련한 현장 중심의 결과들에 대한 개별적인 개관은 필요하다. 이때 개개의 연구 시도 및 방향을 명확하게 구분짓기보다는 간략하게 개관할 것이다. 독자들에게 중요한 것은 각각의 연구주안점이나 평가방법을 아는 것도, 출판된 연구물에 대해 비판하는 것도 아니기 때문이다. 오히려 의사와 환자 간 대화를 위해 관찰된 일정한 기준, 그 중 통계적인 근거가 있는 일부 기준들에 대해 설명하는 것이 중요하다. 이 기준들은 독자들을 관련 내용으로 끌어들이고 독자에게 기존의 인식에 대한 인상을 심어주고 동시에 무엇이 문제이고 무엇이 부족한가를 깨닫게 하는 데 가장 적절할 것으로 보인다. 이 책은 이런 부족한 점들을 채워주는 데 도움이 될 것이다.

2. 비대칭적 대화구조

좀더 정확하게 말해서 사회학적 관점에서 보면 의사와 환자 간의 대화는 비대칭적 의사소통으로 칭할 수 있다. 이것은 몇 가지 관찰을 통해 경험적으로 증명할 수 있다.

➡ 환자는 일정한 대화상황에서 발언을 하지 못한다. 대화의 주도권을 쥐는 것이 의사이기 때문이다.
➡ 환자는 자주 수신자로서만 또는 반응하는 위치에 있는 화자로서만 대화에 참여한다.
➡ 환자가 주도권을 잡는 것이 드물 뿐만 아니라 좌절되는 경우가 많은데, 이는 특히 의사가 말을 자주 끊기 때문이다.

이는 '임상 회진에서의 비대칭적 의사소통'에 대한 지그리스트 연구의 중요한 결과로 보충설명할 수 있다. 지그리스트의 연구 결과 병동의사 회진시 잠재적 스트레스가 있는 상황(환자가 진단, 치료, 예후에 대해 정보를 달라고 간청하는 경우)에서는 비대칭적 언어적 행위에 대해 네 가지 유형의 반응이 나타났다.

다음 예는 환자의 질문에 대한 명확한 대답을 회피하기 위해 의사가 의식적이든 무의식적이든 비대칭적 의사소통에서 어떻게 반응하는지를 잘 나타낸다.

1. 환자의 질문에 신경을 쓰지 않는다.

　환자: 선생님, 제 위 조형 결과가 나왔나요?

　의사: 음… 한번 확인해 봐야겠는데요.

2. 화제 또는 수신자를 바꾼다.

　환자: 선생님, 제 위 조형 결과가 나왔나요?

　의사: 간호사, 그 사진 가져와야지.

3. 겉으로 보기에는 질문에 신경쓰는 것처럼 보이지만 질문에 대한 답을 다른 영역이나 권한으로 전가함으로써 직접적인 대답을 피한다.

　환자: 선생님, 제 위 조형 결과가 나왔나요?

　의사: 위 조형 결과로 봐서는 확실하게 말하기가 늘 어렵습니다. 방사선 전문의에게 이런 경우가 매우 곤란하죠.

4. 불확실한 역할에 대해 언급한다.

　환자: 선생님, 제 위 조형 결과가 나왔나요?

　의사: 네, 모든 자료가 모이면 우선 제가 다시 한번 그것을 해독하고 최종적으로는 주임의사가 결정할 것입니다.

지그리스트 연구를 보면 통계적으로 의사가 대답할 때 예후가 좋은 환자보다는 그렇지 않은 환자의 경우(92%: 36%) 더 자주 비대칭적 반응을 보이는 것으로 나타났다. 이때 전통적인 교육을 받은 내과의사보다 정신신체·심리치료 교육을 받는 의사들에서 비대칭적 언어 행위가 덜 나타났다(55% : 92%). 또한 의사들이 가장 많이 사용한 것은 2번과 4번이다.

➡ 의사와 환자 대화에서 모든 주도권의 약 80%는 의사가 쥐고 있다. 이 수치는 회진시 나타나는 환자들의 여러가지 대화행동에 대한 연구들에서도 증명할 수 있다.

➡ 의사가 환자의 말을 끊는 경우가 환자가 의사의 말을 끊는 경우보다 2배 내지 4배 많다.

➡ 일반의를 대상으로 한 무작위 연구에서 의사들은 지시적 화법('당신은… ○○○ 병에 걸리셨습니다!' '이 약을 반드시 드셔야 합니다' '일주일 후에 다시 오세요!') 또는 동반자적 화법('어디가 불편하십니까?' '이 약은 도움이 될 수 있습니다. 이 약을 드시겠어요?' '언제 다시 오시겠습니까?')을 선택한다. 이때 지시적 화법을 쓴 의사에게 진료받은 환자들이 상담을 잘 받았고 이해받았다고 느끼는 경우가 많았다. 이것은 방문 직후뿐만 아니라 일주일 후에도 똑같이 나타났다. 특히 급성질환 환자들, 즉 거의 병원을 찾은 적이 없거나 처방전만을 받았던 환자들은 분명하게 리드하는 의사를 선호했다. 물론 만성질환이나 정신질환 환자들의 경우 두 가지 대화 스타일의 차이에 대해 밝혀진 바가 없다(Savage).

3. 회진

회진 대화는 모든 입원 환자들에게 가장 중요한 대화이며 의사와 얘기할 수 있는 거의 유일한 기회이다. 환자들은 특히 회진을 통해서 지금까지의 검사에 대한 소식과 앞으로의 치료와 예후에 대한 설명을 듣길 기대한다.

임상 회진에 대해서는 여러가지 분석이 있으며, 그 중 주요 결과에 대해서는 사안별로 설명할 것이다. 다음에 소개할 내용은 여러 번에 걸쳐서 '회진시 환자들의 대화양식'을 상세히 다루었던 필자의 1987년 미발표 연구 일부이다.

면담시간

➡ 회진은 환자당 평균 3~4분이 걸린다. 이 중 50~60%는 의사가, 10%는 다른 팀구성원이 사용한다. 더욱이 스탭 회진과 환자 회진을 따로 구분하지 않는 전통적인 회진('3장 2. 회진 유형' 참조)의 경우 그 시간의 대부분이 환자에 대한 팀구성원들(의사, 간호사 등)간의 대화에 쓰인다. 즉 의사-환자 간 직접적인 대화에 쓰이는 시간은 40~60초(30%)에 불과하다. 물론 정신병동의 회진은 평균 6.5분으로 비교적 오래 걸린다.

➡ 회진시 입원실에 들어가기 전에 갖는 팀 사전 협의, 환자의

머리맡에서 이루어지는 의사와 환자의 만남, 그리고 입원실에서 나와서 하는 사후 협의를 구별할 경우 정신신체적 회진에 대한 양적 분석 결과, 의사와 환자 간에 일어나는 '언어활동'의 97%가 환자의 침대 머리맡에서 교환되는 것으로 나타났다.

➡ 의사로서의 경험이 쌓일수록 회진시간은 짧아진다. 환자를 치료하는 횟수는 늘어나는 반면 회진시간은 반대로 짧아진다는 것이다.

➡ 병원에서의 잦은 자리이동이 한 원인이긴 하지만 환자를 돌보는 시간이 짧을수록 회진시 비대칭적 의사소통 행위는 더 자주 사용된다('1장 2. 현재 병력', '4장 1. 의사·환자간 비대칭적 대화구조' 참조).

➡ 환자가 느끼는 회진시간과 객관적인 회진시간은 매우 다르다. 환자들은 실제에 비해 1.9~3.5배나 높게 평가하였다. 이것은 회진시간이 환자에게 중요한 의미가 있다는 것으로 설명할 수 있다.

➡ 의사에게 회진시간을 환자당 정확하게 3분으로 제한하여 실험해 보았다. 이때 의사는 침대 옆에 서서 하는 일상적인 방법으로 또는 침대에 바짝 기대 앉아서 환자와 대화를 나누었다. 모든 환자들은 회진시간을 과대평가하였지만 특히 의사가 자기 옆에 앉았던 환자들은 모두 적어도 10분이 걸렸다고 생각했다(Kubler-Ross, 1976).

➡ 통계적으로 환자가 질병의 예후를 잘 모르고 있을 때 회진 시간이 현저하게 짧아진다.

➡ 3번 이상 입원한 경험이 있는 환자의 경우 환자가 느끼는 시간이 현저하게 길어지는 것으로 나타났다.

➡ 평가시스템으로 '환자의 자존감'을 관찰해 보면, 자존감은 말하는 시간과 긍정적인 상관관계가 있는 것으로 나타난다. 젊은 환자와 여성 환자들은 남성 환자와 노인 환자보다 자존감이 높았다.

회진시 의사의 질문

지금까지 특히 언어학적 연구에서의 주안점은 병력조회 대화와 회진 대화에서 의사와 환자의 질문방법에 대한 것이었다. 다음과 같은 사실은 비대칭적 대화 상황을 잘 나타내고 있는데 이는 매우 흥미로운 사실이다.

➡ 환자는 평균 회진당 한 가지 질문만을 할 수 있다.

➡ 환자는 질병과 그로 인한 불안으로 의기소침해 있다. 그래서 정보에 대해 물을 용기가 없다.

➡ 전형적인 회진 대화에서 의사는 6~11개의 질문을 한다.

➡ 회진시의 의사 질문 중 54%는 직접 질문(계속해서 통증이 있습니까?)이고 27%는 확인 질문(약은 틀림없이 드셨겠죠?), 18%는 개방형 질문(통증은 어떠세요?)이며, 단 1%만이 목

록 질문(통증이 식사 전에 있나요, 식사 후에 있나요? 아니면 식사와 상관없이 있나요?)이다. 의사들은 대개 환자의 답변 가능성을 크게 제한하는 질문들을 사용한다.

➡ 회진시 의사가 개방형 질문을 많이 사용할수록 환자의 말하는 시간이 더 길어진다.

➡ 의사는 새로운 방향의 정보 질문(대변은 어떠세요?)을 함으로써 의식적으로 그리고 제도상 허용된 상황을 통해서 화제를 바꿀 수 있다.

➡ 남성 환자들은 여성 환자들에 비해 눈에 띄게 더 많은 질문을 한다. 또한 의사들은 남성 환자보다는 여성 환자에게 개방형 질문을 더 많이 던진다.

➡ 환자가 계속해서 이야기를 이어나가려 할 때 의사들은 자주 최소한의 반응("음" "그래요" 등)이나 다른 행동(진료카드를 뒤적이는 등)을 보인다. 이로 인해서 환자가 침묵하거나 질문과 대답만 짧게 오고가는 보고 형식으로 대화가 흐르게 되는데, 이것은 의사에 의해 의도된 것이다. 좀더 자세히 분석한 결과를 보면, 의사들은 주로 여성 환자들과의 대화에서 이러한 반응을 보인다. 이에 비해 남성 환자와의 대화에서는 최소한의 반응을 찾아볼 수 없었다.

➡ 회진 대화시 의사보다 환자들이 훨씬 자주 불안해하거나 공격적인 감정을 나타낸다.

회진시 환자의 발언

지금까지에서 나타난 분명한 사실은 의사와 환자의 대화는 거의 전적으로 의사의 태도에 의해서 결정된다는 것이다. 환자들은 대개 대화 동기와 의사가 규정한 화제에만 반응한다. 블리제너는 회진시 환자에게 발언권이 주어지는 두 가지 가능성에 대해 다음과 같이 설명한다.

■ 대화흐름에 적응하면서 적절하게 발언할 기회를 기다린다.(때를 기다리기)

의사: 그렇다면 지금 퇴원날짜에 합의한 거죠, 그렇죠?

환자: 네, 의사 선생님. 이제 확실히 알았습니다. 그런데 그 전에 퇴원한 후에 집에서 어떻게 해야 하는지 상의 드리고 싶은 게 몇가지 있습니다.

■ 할 말을 미리 준비하고 있다가 발언권을 가질 수 있다.(때를 포착하기)

의사: 간호사, 내 생각으로는 이제 강심제를 좀더 늘려야겠어요.

간호사: 내일부터 하루에 한 번 두 알로 말입니까?

의사: 그래요, 다음 채혈 날짜인 금요일까지.

환자: 질문하고 싶은 게 있었는데요.

의사: 말씀하시죠, OOO 씨?

환자: 주말에 퇴원하는 것으로 알고 있는데 퇴원하면 어떻게 되는지 알고 싶습니다.

위의 예들은 의사의 의도와 다를지라도 회진시 궁금한 게 있다면 환자는 능숙하게 행동하면서 정신을 바짝 차리고 있어야 함을 보여준다.

4. 문제점

지금까지 언급한 다른 저자들의 연구결과와 필자의 자료를 보았을 때 명백한 사실은 의사와 환자 간의 대화가 구조 면에서 환자에게 많은 문제점을 내포하고 있다는 것이다.

➡ 여러 연구에 따르면 환자의 11~65%가 의사와의 커뮤니케이션이 불만족스럽다고 한다.

➡ 매 회진시 의사는 환자가 이해할 수 있는 언어로 설명하지 않은 채 평균 3개의 전문용어를 사용한다.

➡ 한 질적 연구에 의하면 환자는 자신에게 중요한 질병 정보의 40% 이상을 직간접적으로도 참여하지 않는 대화에서 추론해야 하는 것으로 밝혀졌다. 환자는 자신에 대한 정보를 팀구성원들끼리 나누는 대화에서 뽑아내는 데 의지한다. 이때 사용되는 전문용어는 환자의 눈높이에 맞춰져 있지 않다. 또한 나머지 60% 중 3분의 2 이상에서 화제는 의

사에 의해서 결정된다. 따라서 환자가 직접 원하는 세부사
항과 관련된 정보량은 약 20%에 지나지 않는다(Begemann-
Deppe).

➡ 환자들은 의사가 지시하는 내용들 중 약 50%를 나중에 잊
어버린다. 대부분의 상세한 내용들은 면담 직후 이미 재생
산이 불가능하다. 확률로 보았을 때 많은 정보를 줄수록 더
많이 잊어버린다.

➡ 의사가 환자에게 지시한 것들 중 30~57.5%는 집에서 지
켜지지 않는다.

다음에 이어지는 설명은 이러한 문제점을 줄이기 위해 의사
에게 도움이 되는 정보를 제공할 것이다. 이중에는 무엇보다도
고지 대화가 속한다.

5. 고지

지금까지 거의 연구된 바 없었던 고지 대화는 회진 대화에서
와 마찬가지로 많은 문제점을 안고 있다.

➡ 1972년에 실시한 설문조사에서 의사의 37%가 '환자는 의

사가 하는 치료 및 진료조치에 대해 잘 모르는 것이 좋다'
고 응답했다.

➡ 30%의 의사들은 전체적인 진단에 대해 환자에게 알려줄
용의가 있었다. 그러나 예후를 포함한 다음 단계에 대해서
10%만 말하길 원했다.

➡ 의사로부터 고지를 받지 못한 환자들 중 70~90%가 진단
이 내려진 후 몇개월이 지나지 않아서 제3자를 통해 진단
결과에 대해 들었다고 답했다.

➡ 다음은 고지와 관련해서 환자 222명을 대상으로 설문조사
를 한 결과이다. 환자의 8%는 검사와 처치의 위험에 대해
특별히 고지받기를 원하지 않았고, 49%는 가장 흔하고 본
질적인 위험에 대해 고지를 받고자 했고, 43%는 일어날 수
있는 모든 가능성에 대해 알기를 원했다. 이때 88%는 미리
위험에 대해서 안다면 마음이 좀더 안정될 것이라고 대답
했고 12%만이 더 겁날 것이라고 대답했다. 불치병에 걸렸
다고 가정했을 경우 3%는 더이상의 고지를 원치 않았고,
35%는 심각하게 받아들이면서도 치유가 가능하다는 얘기
를 듣고 싶어하며, 62%는 솔직한 얘기를 듣고 싶어했다
(Demling).

➡ 100명의 암환자를 조사한 결과 89%가 자신의 질병에 대한
완전한 고지를 원했고, 이중 94%는 그래야 암과 더 잘 싸
울 수 있을 것이라고 생각했다. 건강한 74명으로 구성된 대

조군에서는 악성질환을 앓을 경우 98.5%가 완전한 고지를 원했다(Köhle, 1990).

➡ 환자 중 약 50%는 걱정이 되어서 또는 조언을 구할 목적에 자진해서 의사를 찾아온 것이 아니라는 것을 의사는 알아야 한다.

➡ 통계적으로 아무것도 모른 채 수술했던 환자에 비해 수술 전 자세히 고지받은 환자들이 수술 후의 불만도 훨씬 적다. 수술 후 진통제와 마취제 사용에 대해 고지받은 그룹의 경우 불만이 약 50%나 적었다.

➡ 심장이나 혈관 수술 전에 고지 대화의 영향과 효과를 심리적인 면에서 파악한 재미있는 연구가 있다. 환자 입장에서 보면 의사와의 대화가 정보획득의 의미보다는 심리적인 의미를 가지는 것으로 밝혀졌다. 환자에게 있어서는 의사와 환자 간의 관계에 대한 긍정적인 경험이 중요하다. 대화하는 동안 이러한 직접적인 접촉은 심리적인 안정을 주고 그렇게 함으로써 수술 전에 생기는 불안감을 극복하게 할 수 있다(Träger).

➡ 악성질환을 앓고 있는 환자의 경우 완전한 고지로 인해 자살률이 증가한다는 가정은 잘못된 것이다. 개방적인 커뮤니케이션이 있을 때 비로소 주치의는 환자에게 자살할 위험이 있다는 것을 알 수 있다.

요약

의사와 환자 간 대화는 많은 문제를 내포하고 있는 비대칭적 대화 상황이다. 의사와 환자 대화에 대한 연구들 중 여기에서 사안별로 제시한 자료들과 필자 자신의 결과들을 요약하면 다음과 같다.

➡ 의사와 환자 간의 대화는 매우 짧다.
➡ 대부분 의사가 얘기한다.
➡ 거의 항상 의사가 묻고 환자는 대답한다.
➡ 의사에게는 환자가 묻는 질문을 회피할 여러가지 가능성이 있다.
➡ 환자는 더 많은 고지를 원한다.
➡ 환자는 의사가 지시한 내용 중 많은 것을 제대로 이해하지 못한다.

그래서 많은 환자들은 의사와의 커뮤니케이션을 불만스럽게 생각한다. 이것의 원인은 분명히 검사 수치에 의존하는 기계화된 의학에 있다. 지금까지 간단하게 설명한 것을 보더라도 오늘날 의사와 환자 간에 의사소통이 부족하다는 것이 명백해진다. 따라서 환자 중심의 그리고 책임감 있는 행동이 뒤따르지 않으면 안 된다.

의사는 다음과 같은 점에 유념해야 한다.

➡ 올바르게 질문해야 한다.
➡ 적극적으로 경청하는 법을 배워야 한다.
➡ 자신이 가지고 있는 의학 지식을 환자가 이해할 수 있도록 전달하는 법을 배워야 한다.
➡ 대화의 일정한 규칙을 지키면서 동시에 항상 새로운 상황에 맞추어서 융통성있게 반응할 수 있어야 한다.

➡ 환자와 동반자적 관계를 구축하기 위해 노력해야 한다.

➡ 환자가 의사의 말을 이해했는지 가늠하는 법을 배워야 한다.

이번 장에서는 문제점을 언급하고 대안을 제공하는 목적에 대해 말했다. 이제 다음에서는 언어학적인 관점까지 고려하면서 병력조회 대화, 회진 대화, 고지 대화를 개선하는 데 필요한 실질적인 도움을 줄 것이다.

피곤한 의사, 대화하고픈 환자

대학병원 중환자실에서 일하다 최근 외과로 옮긴 의사에게 뭐가 가장 힘든지 물었다.

의사 왈 "환자들과 말을 많이 하는 게 가장 힘듭니다. 중환자실에서는 물어보는 사람이 없었고 말 시키는 사람도 없었는데…" 얼마나 말을 많이 했으면 이 같은 답변이 나올까 하고 안쓰럽다는 생각이 들지만 씁쓸한 느낌을 지울 수 없다. 의사와 간호사들이 일하면서 힘들어하는 부분 중 하나가 의외로 '말'이라고 답하는 사람이 적지 않다.

밀려오는 환자를 보고 마음의 문을 열고 말을 많이 하라고 요구하는 것은 가혹할 수 있다. 의사 1인당 적정 환자 수를 하루에 75명이라고 건강보험법이 규정하고 있지만 실제로 200~300명을 진찰하는 의사들이 부지기수다.

병·의원들이 아무리 최첨단 의료시설을 들여와 양질의 서비스를 제공한다고 주장하지만 좋은 병원의 제1 조건은 '원활한 의사소통'이다. 국내 병원은 환자들이 짧게는 30분, 길게는 1시간 넘게 기다려 진료실을 찾지만 담당의사를 만나 얘기하는 시간은 불과 2~3분이다.

오가는 대화도 "어디가 아프냐" "이런 증상은 치료해 보면 무슨 질병일 가능성이 많습니다만, 치료하면…" 등과 같이 형식적인 것이 많다. 국내 병원은 미국과 유럽에 못지않은 의료시설을 갖추고 있지만 교육과 함께 국민 불만이 가장 많은 분야다. 대화 불통은 결국 환자와 국민 건강을 위협한다.

김정은 서울대 간호학과 교수는 "처벌에 대한 염려 없이 환자 안전문제를 자유롭게 이야기할 수 있는 병원문화 정착이 어렵다"며 "간호사 100명 중 69명이 환자에게 해가 되는 실수를 윗선에 보고하지만 병원에서 환자에게 해가 되는 실수를 알려주는 사례는 22.5%에 불과하다"고 지적했다.

의사와 환자는 의료서비스를 주고받는 사이지만 생명을 다루는 만큼 원활한 의사소통이 무엇보다 중요하다. 병원 종사자들이 막노동꾼에 가까운 중노동을 하고 있다는 현실이 안타깝지만 그래도 대화는 꼭 필요하다.

- 매일경제 2007년 7월 24일자

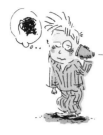

제2장

병력조회 대화

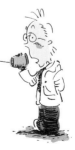

먼저 환자 자신에게 질문하는 것으로 시작해야 한다. 그렇게 함으로써 환자가 얼마나 정신적으로 아픈지 또는 건강한지, 나아가 그의 강점과 약점, 마지막으로 어떤 질병에 걸렸고 어떤 곳이 아픈지 알 수 있기 때문이다. – 루푸스 폰 에페소스, 서기 100년 경

1. 전제조건, 질문 유형 및 영역

병원에 입원하거나 주치의에게 자신을 소개하는 환자들은 '심문을 당한다'. 환자가 병원을 찾는 것은 일반적으로 자발적인 의사라기보다는 일정한 고통이 있어서이기 때문에 의사는 환자의 문제에 대한 원인을 알려고 해야 한다. 의료적 일상에서 질문과 대답으로 이루어진 대화를 병력조회 대화라고 한다. 병력조회라는 단어는 그리스의 'anamnesis'에서 유래하며 '기억'이라는 뜻이다. 여기에서는 당연히 환자의 기억을 의미하며 특히 과거에 앓았던 질병과 현재 생각의 계기가 되었던 사건들에 대한 기억을 말한다. 뛰어난 병력조회 기술을 사용할 경우 상세한 병력조회만으로도 80% 정도의 진단이 가능하다.

의사가 명확한 병력조회 스키마를 따르면서 매순간 유연하

게 반응할 수 있다면 정보습득의 병력조회 대화에 성공한 것이다. 그렇게 될 때에서야 비로소 이어지는 진료와 치료를 위해 병력조회가 본래의 기능을 완전하게 수행했다고 말할 수 있다. 그래서 짧은 시간에 행해지는 병력조회 대화는 '정해진 표본이 있는 익숙해진 의례'와 '놀라움으로 가득차고 예기치 못한 것들을 알아가는 유연한 대화'라는 두 가지 극단 사이에서 움직인다. 의료적 일상에서 병력청취시 중요한 점은 다음과 같다.

➡ 허용된 시간을 지킨다.
➡ 환자와 그의 질환 및 세계를 이해하는 데 필요한 모든 정보에 대해 듣는다.
➡ 환자에게 긍정적인 평가와 정서적인 따뜻함을 보여준다.
➡ 의사로서의 권위를 유지한다.
➡ 타성에 젖어 주의집중력이 떨어질 수 있는데 그렇게 되면 환자와 인간적 관계를 구축할 수 없다.

이 장을 통해 의사는 다음과 같은 도움을 받을 것이다.

➡ 의사의 병력조회 기술을 개선시킨다.
➡ 개선된 질문기법을 통해 병력조회 대화에서 더 많은 정보를 얻는다.
➡ 병력조회 대화를 치료적 성격을 띤 대화로서 이해한다.

➡ 더 나아가 의사와 환자의 관계를 위한 정서적 토대를 마련한다.

무엇보다 이 장에서는 병력조회 대화를 하는 데 적절한 관례적 스키마에 대해 설명할 필요가 있다. 이 장의 목적은 이를테면 직업병 환자에게 어떻게 전문적인 질문을 할 것인가를 가르쳐주려는 데 있지 않다. 뿐만 아니라 대개 병력조회 대화 후에 이어지는 신체검사시 필요한 기술에 대해 설명하려는 것도 아니다. 오히려 이 장은 병력조회 대화에 필요한 일정한 원칙을 설명하고 첫 만남에서 대화에 필요한 실제적인 도움을 주고자 하는 데 그 목적이 있다.

병력조회의 외적인 상황과 준비를 위해서는 다음과 같은 점이 중요하다.

➡ 환자가 의사를 자발적으로 찾아왔는가 아니면 다른 동료의사가 보내서 온 것인가?
➡ 종합병원의 경우 환자를 진찰하게 된 것이 우연한 것인가 아니면 환자들의 일정한 선호도나 성향 때문인가?
➡ 이미 확보된 정보(입원 기록, 지난 서류 등)를 먼저 열람하는 것이 바람직하다. 이때 이전에 내려진 진단에 대해 절대로 비판없이 받아들여서는 안 된다.
➡ 의사에게 충분한 시간이 확보되어야 한다. 적어도 30분을

계획해야 한다.

➡ 특히 다른 환자가 있는 상황에서 병력조회를 하지 않도록 주의해야 한다.

➡ 대화를 위해 환자가 옷을 벗은 채로 침대에 누워 있을 필요는 없다. 이것은 비대칭적 대화상황을 심화시킬 뿐이다.

➡ 의사는 대화가 시작될 때 환자의 언어구사력, 사고력, 집중력, 교양 정도, 친화력을 평가할 수 있어야 한다.

➡ 의사는 데이터나 숫자 정도만 진료일지나 별지에 적는다. 너무 꼼꼼하게 기록하느라 환자와의 대화가 중단되어서는 안 된다.

이런 점에서 병력조회에 대한 사실상의 진단적 평가가 의사의 머릿속에서 일어난다는 사실은 매우 중요한 의미를 갖는다. 병력 대화를 위해 의사에게 고도의 기억력은 필수적인 전제조건이 된다.

의사가 그의 의학지식을 과시하는 것이 병력조회의 목적은 아니다. 그러나 목적된 질문을 통해서 환자의 문제를 해결하기 위한 전문능력을 가지고 있다는 것을 분명하게 보여줄 필요는 있다.

또한 병력조회에서 의사는 잘 들을 수 있는 능력이 있다는 것을 증명해야 한다('4장 5. 적극적 경청' 참조). 의사가 친절하면서도 명료하게 질문하고 설명도 해야만 환자에게 개방적이고 정보획득적인 대답 태도도 기대할 수 있다. 병력 대화는 의사보다는 환자에게 훨씬 긴장되고 정서적으로 부담이 크기 때문에 경우에 따라서 메시지의 실마리를 찾기 위해서는 의사가 환자의 비언어적 반응까지도 감지해야 한다. 환자가 보내는 비언어적 메시지는 의사가 본질적인 언어적 병력조회를 잘했을 때에만 알아차릴 수 있다.

너무 성급한 질문을 던져서 환자의 말을 끊어서는 안 된다. 환자의 말을 끊게 되면 중요한 정보를 얻지 못한 채 섣부른 질문으로 진단이 잘못된 방향으로 바뀔 수 있기 때문이다.

진단의 과정은 환자의 정신적 상태와도 관련이 있다. 지적인 환자는 거의 자기가 알아서 자신의 고통을 명료하면서도 조리 있게 설명함으로써 진료에 도움을 줄 수 있다. 이에 비해 말을 잘 하지 못하는 환자에게 유용한 대답을 얻기 위해서는 의사의 인내와 지지가 필요하다. 대체로 환자가 거침없이 말할 경우 고통에 대해 지나치게 과장해서 설명한다는 인상을 줄 수도 있고 또는 그와 반대로 의도적으로 대수롭지 않게 설명한다는 인상을 줄 수 있다.

모든 경우 의사는 자신이 사용하는 의학 전문용어를 환자가 제대로 이해하고 사용하는지를 확인하기 위해 후속 질문을 해야 한다.

병력조회는 일부 환자들이 자신의 전력에 대해 장황하게 늘어놓기 위한 절호의 기회로 사용하려 할 때 문제가 될 수 있다.

이런 환자들의 생각은 의사가 직무상 침묵을 유지하면서 자기 얘기를 꾸준히 들어줄 의무가 있다는 데에서 기인하는데, 이런 경우 원하든 원치 않든 본론에서 벗어남으로써 문제에 대한 본질적인 논의를 어렵게 한다. 의사는 분명하고도 정확한 표현의 질문을 통해 주제에 대해 논의를 다시 시작하도록 노력해야 하고, 경우에 따라서는 우선 제기된 문제부터 다루자고 환자에게 부탁해야 한다. 그리고 호의를 갖고 경청함으로써 혹시라도 있을 수 있는 환자의 흥분을 잠재울 수 있다.

그밖에 환자가 과거에 있었던 중요한 세부사항을 기억하는 것이 질병으로 인해, 나이로 인해, 특히 불안감을 조장하는 대화상황으로 인해 제한받을 수 있다는 점을 고려해야 한다. 중요한 사안과 관련해서 환자에게 특정 상황을 회상시키기 위해서는 유사한 몇가지 질문을 던질 필요가 있다.

언어학적인 관점에서 볼 때 몇가지 관점은 병력 대화, 특히 질문기법에 기여할 수 있다. 병력을 조회할 때 의사가 우선 자신이 알고 싶어하는 모든 질문을 하고 그 다음에 스스로 진단 가설을 발전시키는 것이 중요하다. 질문은 명료하면서 간결하게 해야 한다. 충분한 답변이 나왔음에도 불구하고 자신이 집중하지 못했다는 이유로 그 질문을 나중에 다시 해서는 안 된다. 언어학적으로 보았을 때 우선 일반적으로 두 가지 질문 유형을 구별할 수 있다(Conrad).

➡ 개방형 질문

➡ 폐쇄형 질문

　　개방형 질문에 대해서는 서술식 또는 설명식으로 대답을 하는데, 이 경우 대답의 분량이 정해진 것은 아니다. 개방형 질문을 할 경우 환자는 대답의 내용과 구조를 자유롭게 정할 수 있으며 의사는 대답의 가능성을 전혀 예측할 수 없다. 대개는 비교적 긴 대답이 돌아온다. 병력조회 대화 서두에 예를 들면 다음과 같은 '개방형 질문'을 던질 수 있다.

　　"어떤 문제가 있나요?"
　　"어떤 불편한 점이 있나요?"

　　개방형 질문 중 많은 질문은 다음과 같은 보충적 질문으로 분류하는 것이 보다 정확하다.

➡ 어떤 것, 어떤 종류의, 누가, 무엇을, 어떻게, 어디서, 어디서부터, 어디로, 언제, 왜, 얼마만큼 등으로 시작하는 '보충적 질문'의 예는 다음과 같다.

　　"지금 현재 가장 불편한 것이 무엇입니까?"
　　"맨 처음 어디가 아팠습니까?"

특정의 보충적 질문은 환자에게 대답의 여지를 매우 제한하기 때문에 개방형 질문임에도 불구하고 짧은 단답형 대답만을 허용할 뿐만 아니라 폐쇄형 질문과 똑같은 기능을 한다고 볼 수 있다(P.53 도표 '질문 유형' 참조).

개방형 질문은 다음과 같은 점에서 폐쇄형 질문과 구별된다.

➡ 선택적 질문: 선택적 질문의 경우 하나의 대답은 다른 대답을 배제한다. 또한 보충적 질문과는 반대로 선택적 질문에 대한 대답의 가능성은 이미 한정되어 있다.

선택적 질문에는 다음과 같은 두 가지 유형이 있다.

➡ 대안적 질문: "신체적으로 무리가 오기 전에 혈압을 쟀습니까? 아니면 그후에 쟀나요?" "증상이 낮에 생겼나요? 아니면 밤에 자다가 생겼습니까?"

➡ 결정적 질문: "약을 규칙적으로 먹었습니까?" "이런 문제로 병원을 찾은 것이 처음입니까?"

결정적 질문 역시 두 가지 유형으로 나눌 수 있다.

➡ 중립적 결정적 질문: "좀 나아졌나요?" "불편한 것이 주사 맞은 후에 줄었나요?"

➡ 다른 대답을 기대하고자 하는 결정적 질문

이런 결정적 질문은 다시 두 가지 가능성이 있다.

➡ 가정적(추측을 표현하는) 질문: "왜 이 약을 먹어야 하는지
   그 이유를 알고 계시죠?" "고혈당이 되면 시력장애가 일어
   날 수 있다는 것을 알고 계시죠?"
➡ 의혹적 질문: "흡연이 해롭다는 거 모르고 계세요?" "이 약
   이 당신의 건강을 해쳤다는 사실도 알고 계셨죠?"

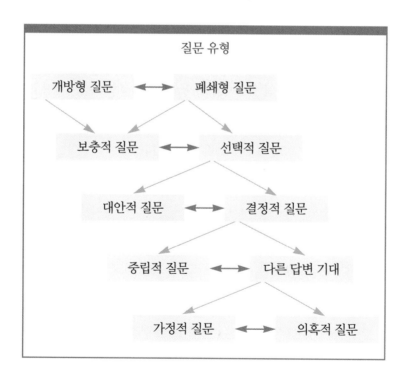

질문 유형

위 도표는 앞에서 설명한 내용을 비교적 간단하게 이해하는 데 도움이 될 것이다.

여러가지 질문 유형들을 이론적·언어학적으로 분류한 것을 토대로 대화의 실제를 위해 주제와 관련시켜 보면 다음과 같이 설명할 수 있다.

병력조회 시작 단계에서는 보통 개방형 질문을 한다. 개방형 질문은 환자에게 그를 괴롭히는 문제와 관련지어서 설명할 수 있는 가능성을 제공한다. 그러나 그런 후에 의사는 가능한 알고 싶어 하는 세부사항을 개별적으로 물으려고 노력해야 하기 때문에 여러가지 보충적 질문을 하게 된다. 이것은 특히 '과거의 병력과 자율신경적·육체적 병력' 부분에 해당된다('2장 3'과 '2장 4' 참조).

보충적 질문은 간단한 문법구조로 이루어지기 때문에 질문을 받는 사람이 보통 쉽게 이해할 수 있으며 일반적으로 짧은 대답을 요구한다. 이로 인해서 보충적 질문은 분명한 사실을 알게 해준다. 이때 많은 선택적 질문을 사용하면 이미 주어진 서너 개의 답변 가능성으로 인해 환자가 할 수 있는 대답이 매우 줄어든다. 선택적 질문은 또한 환자가 느낌상 의사가 반길 것 같은 대답을 할 위험을 내포하고 있다. 환자 자신의 평가와 인상에 의존할 것 같으면 선택적 질문은 하지 않는 것이 좋다. 병력조회 상황에서는 가정적 질문과 의혹적 질문은 거의 사용하지 않는다. 물론 이런 유형의 질문을 던져서 환자의 정신적 상태에 대해 파악하는 것이 충분히 가능하다.

"왜"라는 여러 개의 보충적 질문을 사용하면 환자에게 예상치 못한 반응을 불러일으킬 수 있다는 것에 유념해야 한다. 질문을 받는 사람에 대해 나름대로의 해석이나 감정을 불러일으켜 쉽게

화나게 할 수 있기 때문이다. "왜 이 약을 규칙적으로 복용하지 않았죠?" "왜 벌써 위염이 재발한 거죠?"와 같은 질문이나 이와 비슷한 '왜'와 같은 질문은 환자에게 지나친 요구가 되기 때문에 하지 않는 것이 좋다.

결국 이미 가능한 대답을 포함하고 있는 수사적 질문("이것이 여기 머리맡에 있는 장에 있는 약이 맞죠?")은 병력조회에서 사용해서는 안 된다. 마찬가지로 암시적 질문("곧바로 퇴원하길 원하시죠?") 또는 편파적으로 보이는 질문도 사용해서는 안 된다.

정리해 보면, 짧은 보충적 질문은 매우 빠른 병력조회를 가능하게 하는 데 비해 잦은 개방형 질문과 그와 비슷한 질문을 변화시켜서 사용하는 것은 많은 시간을 필요로 하지만 결정적인 정보를 이끌 때가 많다. 상황에 따라 빨리빨리 캐묻는 것과 이어지는 환자의 긴 독백을 조절하는 것은 의사가 해결해야 할 문제이다. 특히 병력조회 대화시 의사는 환자의 잦은 인과관계 설명 요구에 조심해야 한다('6장 5. 고지 대화의 정밀구조' 참조).

의사는 때로 '인터뷰어'로서 거리를 둔 객관성을 유지하려고 노력하는 것이 더 중요하다. 일부 진술이 가령 연금이나 상해 위자료를 받고자 하는 환자의 바람에 의해서 영향을 받을 수 있다는 점도 고려해야 한다. 그러한 상황에서는 다양한 선택적 질문과 보충적 질문을 능숙하게 구사하는 의사의 능력이 요구된다. 이런 질문의 경우 대답이 서로 상충되거나 사실대로 대답할 때 서로 배타적일 때도 있다.

보다 잘 파악하기 위해서 의사는 병력조회가 진행되는 동안 여러가지 하위항목에 대해 물어야 하는데, 이때 가능한 한 논리적 배열과 일정한 순서를 지키려고 노력해야 한다. 그러나 대화를 활기차게 그리고 자유롭게 이끌어가는 데 도움이 된다면 언제든지 융통성있게 이런 스키마에서 벗어날 수 있다.

병력조회에서는 다음과 같은 하위항목에 대해서 질문해야 한다.

➡ **현재 병력**
무엇 때문에 병원을 찾게 되었는지?

➡ **과거 병력**
환자가 과거에 앓았던 질병이 무엇인지 알고 있는지?

➡ **신체적 · 자율신경적 병력**
생활습관이 어떤지?

➡ **사회적 병력**
환자가 어떤 관계를 맺고 사는지, 어떤 직업을 가졌는지, 부모와 자녀와 관련해서 언급할 얘기가 있는지?

➡ **약물 병력**
지금까지 어떤 약을 먹었는지? 현재 어떤 약을 먹고 있는지?

이러한 항목들을 빨리 파악하기 위해서 다음과 같이 중요한 사항을 항목별로 소개한다.

2. 현재 병력

병력조회 초반 의사는 반드시 자신의 이름을 밝히면서 환자에게 악수를 청하고 추가로 역할(병동의사 등)에 대해 말해야 한다.

의사가 대화를 개방형 질문으로 시작하고 이때 환자의 이름을 불러주는 것은 환자에게 큰 도움이 된다. 예를 들면 다음과 같이 진행될 수 있다.

"어떻게 오시게 됐죠, 김○○님?"
"○○ 여사님, 어떤 문제를 도와드릴까요?"
"어떤 문제가 있습니까, 이○○님?"
"○○ 여사님, 제가 무엇을 도와드릴까요?"

환자의 입장에서 대답하기가 너무 복잡해서 환자가 이런 질문에 대답을 잘 하지 못할 경우 인사 후에 다음과 같이 단계를 설정해서 질문을 시작할 수도 있다.

"처음으로 불편하게 느꼈던 것이 언제였습니까?"

그리고 나서 다음과 같이 질문을 할 수 있다.

"그 다음에 어떤 일이 일어났죠?"
"마지막으로 정말 건강하다고 느꼈던 적이 언제였습니까?

그리고 다음에 대한 질문을 계속한다.

➡ 증상이 있었던 정확한 날짜를 말하게 하는데 이때 '3일 전
   에' 와 같은 대략적 시간부사는 사용하지 않도록 한다. 그
   렇게 하지 않으면 고정된 기준점이 모호해지기 때문이다.
➡ 추정되는 원인
➡ 지속된 기간
➡ 지금까지의 진행상황
➡ 현재의 특징
➡ 지금까지 치료하는 과정에서 나타난 호전 또는 악화 요소

　특히 환자의 진술 중 인상적인 내용은 기록할 때 따옴표 속
에 글자 그대로 적어야 한다. 이것은 특히 환자가 그의 정신상
태에 대해 설명하는 문장에도 해당된다. 그렇게 했을 때만이

환자의 정서적 상태에 대한 인상을 간직할 수 있다.

이러한 병력조회 대화 단계에서 신중을 기해야 하는 것은 이전에 자기를 치료했던 의사나 가족이 했던 진술이나 설명을 토대로 환자가 '최종적인 진단'을 내리는 것이다. 병력조회를 하는 매순간 의사는 선입견에 사로잡히지 않는 자신만의 의견을 갖기 위해서 노력해야 한다.

3. 과거 병력

환자 입장에서는 여러가지 이유에서 현재의 질병과 이전의 질병을 구분하기가 어렵다. 만성질환의 경우 때로 구분하기가 불가능하기까지도 하다. 이러한 구별은 다음과 같은 의사의 후속 질문을 통해서 보다 수월해진다.

"일단 지금의 문제를 차치하고, 지금까지 살면서 한 번이라도 심하게 아픈 적 있었습니까?"

"일단 지금 불편한 것은 잊으십시오. 지금까지 살면서 한 번이라도 심하게 아픈 적이 있었습니까?"

이렇게 함으로써 시간적인 구분을 짓는 것이 좀더 수월해진다. 그런데 경험에 의하면 이렇게 대략적으로 던진 질문으로는 대개 환자의 기억을 거의 되살리지 못하는 것으로 나타났다. 그래서 의사로서 몇가지 제안들을 준비할 것을 권한다. 환자에게 다음과 같은 하위항목들을 미리 일러주는 것이 좋다.

- ➡ 수술 경험(예를 들어 편도선, 맹장 수술)
- ➡ 입원 경험
- ➡ 대사장애 질환(당뇨병, 갑상선기능항진증, 통풍)
- ➡ 사고
- ➡ 소아병
- ➡ 중증 전염병(황달)
- ➡ 성병
- ➡ 외국체류
- ➡ 접종
- ➡ 알레르기

4. 육체적 · 자율신경적 병력

육체적 · 자율신경적 병력 청취는 현재상태를 진단하는 데 매우 중요한 정보를 제공할 수 있기 때문에 특히 철저하게 진행해야 한다. 다음과 같은 개별적인 하위항목들에 대해서도 물어볼 수 있다.

➡ 주관적인 컨디션
➡ 육체적 · 정신적 부담
➡ 식욕
➡ 소화력
➡ 갈증
➡ 메스꺼움, 구토
➡ 최근의 체중 변화(측정 장소 및 현재의 체중, 신장)
➡ 땀
➡ 추위
➡ 열
➡ 가려움
➡ 잠
➡ 소변, 야간빈뇨증
➡ 부종
➡ 호흡 곤란
➡ 기침, 가래
➡ 대소변
➡ 기호품: 커피, 차, 담배, 알코올(양으로 제시하도록! 수량표시가 확실한지?)

여성인 경우 추가로 다음과 같은 것에 대해 물어봐야 한다.

➡ 초경
➡ 생리주기 · 생리통
➡ 마지막 생리일
➡ 하루에 사용하는 생리대와 템포의 양
➡ 출산, 유산, 임신중절
➡ 폐경

남성의 경우 성관계시 성교능력에 대해 질문할 수도 있다. 이러한 민감한 주제는 대화상대 모두에게 미묘하기 때문에 의사의 탁월한 감정이입 능력과 올바른 표현을 선택하는 솔직함이 요구된다.

5. 약물 병력

약물과 관련된 병력을 조회할 때에는 오래 전뿐만 아니라 최근 몇개월 동안 그리고 현재 복용하는 약물에 대해 진술하도록 해야 한다. 부작용에 대해서 물어보는 것 역시 이 과정에서 매우 중요하다. 도입 성격의 개방형 질문("지금 현재 어떤 약을 복용하십니까?")을 던진 후에는 흔히 사용되는 약물에 대해 하나하나 물어보는 것이 좋다.

➡ 설사약
➡ 수면제
➡ 진통제
➡ 피임약(알약, 루프, 페서리, 콘돔, 크림)
➡ 유사요법 약물
➡ 비타민 제제

6. 사회적 병력

사회적 병력 조회를 통해서 직업병이나 은퇴와 관련된 경우 도움이 될 만한 정보를 얻을 수 있을 뿐만 아니라 환자의 개인적인 환경에 대해 파악할 수도 있다. 다음과 같은 개별사안에 대해서 물을 수 있다.

➡ 고용상태(인턴직인지 정규직인지)
➡ 퇴직 동기와 시기

➡ 가족 상황

➡ 자녀

➡ 생활 정도

➡ 환자의 부모(부모의 질병)

➡ 취미와 휴가

➡ 그밖의 계획

　추가로(나중에 소견서를 쓸 것에 대비해서) 환자에게 다시 한번 특별히 주치의나 치료한 적이 있는 다른 의사의 이름을 물어보는 것이 좋다. 환자가 그 전에 치료했던 의사들 중 일부 의사에게는 소견서를 보내고 싶어하지 않을 수도 있다는 점도 고려해야 한다.

　사회적 병력조회시 부분적으로 환자의 정신적 상태와 여기에서 파생된 문제에 대해서도 물어볼 수 있다. 다음과 같이 말을 꺼낼 수 있다.

　"조금 전에 ○○○에 대한 걱정이 있다고 말했죠…."

　"아버지가 돌아가신 후 그 문제에 대해서 좀더 얘기 좀 해 주세요…."

　"○○○했을 때 그 상황에 대해 좀더 자세히 회상해 보세요."

질병을 치료하기 위해서는 환자의 정신적 상태를 정확하게 알 필요가 있다. 이것은 분명히 진단을 내릴 때뿐만이 아니라 나중에 진행될 치료에 있어서도 중요하다. 이런 점을 고려하지 않으면 의료행위가 처음부터 너무 짧게 진행된다.

7. 제3자를 통한 병력

말을 할 수 없는 환자의 경우 또는 병 때문에 집중하지 못하거나 즉각적으로 대답할 수 없는 환자의 경우 제3자를 통한 병력조회에 기댈 수밖에 없다.

제3자를 통한 병력조회는 환자 자신이 병력에 대해 진술한 내용을 다시 한번 확인하는 요소로서도 사용할 수 있고 나중에 입원시 중요한 정보를 제공할 수도 있다. 다음과 같은 사람들에게서 병력조회가 가능하다.

➡ 가족
➡ 주치의
➡ 성직자 또는 수녀
➡ 사회복지사
➡ 간호사

➡ 재활치료사
➡ 간호보조사

  제3자를 통해서 병력을 조회할 경우 의사가 질문을 통해서
어느 정도까지 제3자에게서 환자에 대한 정보를 수집해야 하
는지 또는 수집할 수 있는지를 꼼꼼하게 검토할 필요가 있다.

8. 신체검사

  신체검사라는 하위항목은 이 책에서 추구하는 목적의 일부
가 아니다. 왜냐하면 노련한 신체검사에서는 말은 거의 하지
않은 채 대개 손을 사용하는 많은 보조수단들만이 요구되기
때문이다. 신체검사시 의사와 환자에게 요구하는 내용은 각자
의 전문 분야(예를 들어 산부인과, 안과)에 따라 다르다.
  그래서 여기서는 이 주제에 관한 참고문헌만 언급할 것이다
(Salvic, Anshutz, Macleod). 물론 경우에 따라서 시간적인 문제
로 병력 대화가 신체검사와 분리되어야 한다는 점을 원칙적으
로 지적할 수 있다.

9. 병력조회 마무리

의사와 환자의 관계가 지속되기 위해서는 병력조회의 마무리가 매우 중요하다. 마무리 단계에서 의사는 무엇보다도 자신을 위해서 다음과 같은 점을 명확하게 해야 한다.

➡ 환자가 자신의 질병에 대해 어떻게 생각하는가? 고통에 대해 적절하게 평가하고 있는가?
➡ 지금까지 들은 내용을 고려해 볼 때 문제의 원인이 정신적인 것에 있는가 아니면 육체적인 것에 있는가?
➡ 환자가 자기 질병상태에 대해 실제적으로 통찰할 수 있는 능력이 있는가, 그리고 이것이 의사가 앞으로 업무를 수행하는 데 무엇을 의미하는가?

이런 이유에서 치료적 성격의 첫 번째 대화가 될 수 있는 병력조회의 마무리는 대개 의사가 이끌어간다. 이때 의사는 먼저 자신의 관점에서 대화에 중요하다고 여겨지는 세부사항들을 간단하게 요약해 주는 것이 좋다. 그런 다음 환자에게 다음과 같은 점들에 대해 이야기해 주는 것이 매우 중요하다.

➡ 의사는 병력조회와 신체검사를 통해서 어떤 진단 가설에 이르렀는지

➡ 앞으로 어떤 의료적 단계를 밟아나갈 것인지

➡ 그것이 환자에게 있어 어떤 영향이 있는지

➡ 앞으로 진단하고 치료하는 데 어느 정도의 시간이 걸리는지

병력조회의 개별사항들(2장 2~7) 사이사이뿐 아니라 해당 사안을 다룰 때 지금까지 말한 것을 이해하고 있는지 추가 질문할 기회를 환자에게 주어야 한다. 의료면담이 비교적 길게 진행된 후 마지막에 질문을 하도록 요구받을 때 환자는 부담을 느끼는 경우가 많다. 또한 의사가 병력조회가 진행되는 과정에서 세부사항에 주목하면서 환자에게 이미 많은 질문에 대한 대답을 주었다면 환자는 마무리 단계에서 질문이 생각나지 않을 수도 있다. 그래서 질문을 요구한 후에는 충분히 생각할 짬을 주는 것이 좋다. 잠시 침묵하기 위한 시간도 주어져야 한다. 대개의 환자들은 진료실을 나오거나 또는 외래방문일 경우 집에 도착하고 나서야 비로소 알고 싶어하는 세부사항이 생각난다. 그렇기 때문에 나중에 떠오르는 질문을 서면으로 기록해 오도록 격려할 수 있다. 그렇지 않으면 다음에 의사를 만났을 때 홍

분한 나머지 또다시 말을 하지 못할 수도 있기 때문이다.

　이런 관점에서 볼 때 중요한 것은 의사가 온 정신을 집중하지 않거나 정보에 대해 잘 알고 있지 않으면 의사나 환자에게 합리적이고 직관적인 반응뿐만 아니라 정서적이고 무의식적 반응을 불러일으키는 성공적인 병력조회는 불가능하다는 것이다. 의사가 인생경험이 많을수록 환자와 환자의 문제를 더 잘 이해하고, 어쩌면 당사자인 환자보다도 환자의 문제를 더 잘 인식할 수 있다. 그래서 의사가 계속해서 자신의 시야를 적극적으로 넓히려고 노력하지 않는다면 여기에서 설명한 모든 개별사항들은 임시방편에 불과하다. 환자의 대답 속에는 새로운 사실들이 담겨져 있는 경우가 많기 때문에 의사들 역시 환자의 삶에 대해 들을 가치가 있다. 어떤 직업도 다른 사람의 내적인 문제와 사적인 신체영역에 그렇게 깊숙이 관여할 수는 없다. 이것은 의사에게 있어 윤리적 의무인 동시에 흥미로운 도전이다. 개별적인 의료활동 영역에서 나타나는 의식적 그리고 무의식적 관계들을 이해하고 환자와 의사의 이해관계 속에서 이것을 다시 전환시켜 봄으로써 예를 들어 발린트가 주창한 그룹으로의 참여가 가능해진다.

병력조회는 특히 종합병원의 일상에서는 의사와 환자 간에 처음 이루어지는 긴 대화이다. 그래서 병력조회는 그 이후의 의사와 환자 관계의 토대이고 동시에 진단과 성공적인 치료를 위해 중요한 보조수단이다.

병력조회를 할 때 이 장의 2~7에서 자세하게 다루었던 영역에 걸쳐서 목적지향적 질문을 함으로써 다음과 같은 명확한 스키마를 따르는 것이 환자에 대한 정보를 습득하는 데 도움이 된다.

- ➡ 현재 병력
- ➡ 과거 병력
- ➡ 육체적·자율신경적 병력
- ➡ 사회적 병력
- ➡ 약물 병력
- ➡ 제3자를 통한 병력

관련된 중요한 세부사항들은 대화의 틀을 가지고 질문을 통해 얻어야 한다. 의사는 꼼꼼하게 기록하는 것보다 기억력 향상 훈련을 통해서 유연한 대화를 이끌어가는 것이 중요하다.

일반적인 보충적 질문과 병행해서 개방형 질문도 던져야 하는데, 이런 개방형 질문을 던짐으로써 환자에 대해 포괄적인 인상을 얻을 수 있을 뿐만 아니라 환자에게 자신의 의견을 자유롭게 표현할 가능성을 준다.

물론 의사의 입장에서 중요하다고 생각하는 개별 사안에 대해서 고려해야겠지만 그럼에도 불구하고 환자의 대답이 항상 중심에 있어야 한다. 숙련된 질문 이상으로 의사에게 요구되는 것은 적극적 경청이다.

대화의 마지막에 그리고 신체검사가 끝난 후에 비로소 의사는 진단 가설을 발전시킨다. 그런 다음 환자는 진단을 확인하는 차원에서 의사가 계획한 절차와 경우에 따라서는 가능한 치료에 대해서 의사로부터 반드시 들어서 알아야 한다.

병력조회는 상호 솔직함과 신뢰를 특징으로 하는 향후 의사와 환자 관계를 위한 열쇠로서 일상적으로 하는 일임에도 불구하고 또는 일상적으로 하는 바로 그런 일이기 때문에 의사는 병력조회시 언제나 징신적으로나 인간적으로 전력을 다하지 않으면 안 된다. 병력조회는 정보를 제공할 뿐만 아니라 치료적 의미도 갖는다.

의사들의 의사소통 문제삼는 7가지 이유

우선 진료시간이 짧기 때문에 의사들이 충분한 설명을 해줄 수 없다는 점이다. 우리나라는 세계적으로도 유례를 찾기 힘든 저수가에 기반한 전국민 의료보험제도이기 때문에 선진국처럼 환자 한 명당 15~30분 정도의 시간을 할애하는 것이 원천적으로 불가능하다. 따라서 제한된 시간 안에 얼마나 많은 환자를 보는지가 마치 의사의 능력을 평가하는 것처럼 오인되는 것이 현실이다. 이로 인해 많은 의사들이 환자의 과거 병력을 충분히 청취하지 못해 진단시 오류를 낳기도 하며, 환자와 의사 간에 신뢰를 형성하는 데도 많은 어려움을 겪고 있다.

둘째는 권위주의의 붕괴로 인한 사회적인 변화이다. 사회 전반에 걸친 민주화는 많은 성과를 거두었음에도 불구하고 '권위적인 태도'와 전문적인 지식에 기반을 둔 '권위'를 구분하지 못하는 문제점을 낳았다. 일부 의사들이 권위주의적인 태도를 쉽게 버리지 못하면서 환자와의 괴리가 생겨난 것이다.

셋째는 의료분쟁이 점차 늘어나고 있다는 점이다. 의료분쟁이 증가함에 따라 의사들은 방어적인 진료를 하고 있으며, 이는 환자와의 원활한 커뮤니케이션에 장애가 되고 있다. 자칫 불필요한 설명을 했다가 추후 의료분쟁이 발생했을 때 불리하게 작용할 수 있다는 걱정 때문에 필요한 말만 간소하게 하게 되는 것이다.

넷째는 인터넷을 포함한 다양한 경로를 통한 의료정보의 개방화이다. 과거에는 의료정보를 의사가 독점하였으나 지금은 다양한 매체를 통해 너무 많은 정보가 통용되고 있다. 그중 많은 정보가 부적절한 정보들인 것이 사실이다. 그러나 일단 이러한 정보에 노출된 환자는 쉽게 의사의 설명을 받아들이지 못한다는 것이 여러 논문에서 지적되고 있다. 정보의 개방이 오히려 의사와 환자 간 원활한 의사소통을 방해하고 있는 셈이다.

다섯째는 일반 대중의 건강에의 요구(Well-being)가 증가함에 따라 의사가 질병 외에도 생활 습관이나 식품 등에 대한 상세한 설명을 해주기를 원한다는 점이다. 진료 외적인 건강상담까지 짤막하게나마 덧붙여 주면 환자들은 '설명 잘해주는 의사'로 인식하고 선호하게 마련이다. 반면 그렇지 않으면 '무뚝뚝한 의사'로 낙인찍히고 만다.

여섯째는 의사와 환자 간의 근본적인 입장차이다. 즉 의학 지식을 습득하고 임상 수련을 받은 의사는 전문적인 입장에서 진단과 치료를 위주로 접근하는 데 반해 환자는 전문 지식이 없는 상태에서 당장의 고통에 대한 불편함과 예후에 대한 불안감을 가질 수밖에 없다는 점이다. 이러한 입장의 차이에 대한 배려를 통해 질병뿐만 아니라 환자의 불안정한 심리 상태와 질병으로 인한 생활의 변화까지도 이해하고 심리적인 지지를 해주어야 할 필요가 있다.

마지막으로 의료는 의료 공급자인 의사가 주도적으로 소비자인 환자의 판단과 결정을 유도해야 한다는 점에서 일반 시장경제와는 다른 구조를 가지고 있는데, 이런 구조는 의사와 환자 간의 커뮤니케이션이 원활하지 못할 때 발생하는 환자의 불만을 증폭시키는 특성이 있다.

이러한 특성을 감안할 때 환자의 진단과 치료 과정에서 좀더 섬세하고 주의깊은 접근이 필요함은 당연하다. 따라서 의사와 환자 간의 원활한 소통의 장애에 대한 원인 분석과 그 장애를 줄이기 위한 기술의 습득은 매우 중요한 의미를 갖는다.

- 의협신문 2007년 3월 14일 유형준(대한의료커뮤니케이션학회 회장, 한림의대 교수) 글 중 발췌

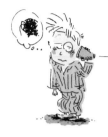

제3장

회진 대화

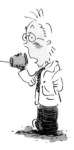

매번 이루어지는 회진은 의학이 백지상태로 다가올 만큼 무력하다는 것을 내게 가르쳐주었다. … 나는 언제나 의사와 말하고 싶다는 소망이 있었지만 의사들은 한 번도 나와 말을 한 적이 없었고 최소한의 대화를 나눈 적이 없었다. … 또한 하루 중 가장 기대했던 회진은 언제나 가장 큰 실망이었다. – 토마스 베른하르트

환자에게 있어 회진은 병원일상에서 가장 중요한 시간이다. 환자들은 회진을 도는 의사가 자신의 질병에 대해 새로운 정보를 줄 것이라 기대하며 지난 회진 이후 생각났던 질문들을 하고 싶어한다.

의사에게도 역시 회진은 환자 개개인과 환자의 문제에 대해서 이야기하고 앞으로의 절차에 대해서 해명하거나 설명할 수 있는 중요한 기회이다.

중요한 정보들의 교환이 자주 회진을 통해서 이루어진다 할지라도 그것을 위한 시간은 언제나 매우 제한적이다. 특히 환자의 입장에서 보면 더욱 그렇다.

이 장에서는 다음과 같은 사항들에 대해서 설명할 것이다.

➡ 회진 대화가 어떤 언어학적 그리고 사회학적 특징을 갖나?

➡ 회진 대화는 의사와 환자에게 어떤 의미인가?

➡ 의사의 입장에서 회진 대화를 어떻게 공간적으로, 시간적으로, 교육적으로 가장 잘 배열할 수 있나?

➡ 병동의사, 주임의사, 수석의사의 회진은 어떤 의미가 있나?

➡ 이 세 가지 회진형태의 차이가 어떻게 환자 중심으로 바뀔 수 있나?

위에서 말한 사항들을 설명한 후에는 아래에 나오는 회진의 언어적 측면에 대해서 자세히 관찰할 것이다.

➡ 회진시 의사는 어떤 주제로 말을 해야 하나?

➡ 환자와의 회진 대화에서 의사의 언어적 의례는 어떤 의미를 가지며 그리고 환자에게 도움이 되려면 이 의례들을 어떻게 사용할 수 있나?

이 장은 다음과 같은 목적이 있다.

➡ 회진의 정교한 구조에 민감하게 반응하도록 만든다.

➡ 시간적인 안배를 더 잘하게 한다.

➡ 회진 대화의 효율성을 높이기 위해 언어적 수단을 적절하

게 사용하는 방법을 제시한다.

➡ 의사의 적극적 경청을 개선한다('4장 5. 적극적 경청' 참조).

1. 의사·환자간 비대칭적 대화구조

2장의 비대칭적 대화구조에 대한 보충 차원에서 의사와 환자 간에 오고가는 회진의 특별한 대화구조에 대해 다시 한번 자세히 설명할 필요가 있다. 이런 관점에서 볼 때 회진 대화는 비대칭적 대화구조를 갖는다. 비대칭성은 다음과 같이 아주 여러가지 경우(언어적 또는 비언어적으로)로 말미암아 일어난다.

➡ 의과대학을 다니면서 그리고 개업의로 활동하면서 의사는 질병, 그것의 원인, 치료 가능성에 대해 환자보다 더 많이 알고 있다.
➡ 의사에게 병원은 익숙한 근무지이면서 안정감을 주는 영역인 반면, 환자는 일시적이지만 (그리고 원치 않은 상태에서) 낯선 환경에 처해 있다.
➡ 의사는 그가 가진 지위 때문에 회진하는 동안 대화의 주도권을 쥔다.
➡ 환자와는 달리 의사는 실제로 건강하거나 건강해 보인다.

➡ 의사는 회진시간을 결정하는 데 비해 환자는 자기 자리에서 그 순간을 기다린다.

➡ 환자는 보통 침대에 누워 있는데, 다른 곳에 있다가도 회진시간이 되면 침대에 눕거나 앉는다. 이에 비해 의사는 서 있다 보니 어쩔 수 없이 환자를 위에서 내려다보게 된다.

➡ 환자는 대개 잠옷이나 병원복을 입고 있다. 반면 의사는 빳빳한 흰 가운을 입고 있는데 더욱이 가운 속은 평상복 차림인 경우가 많다.

➡ 환자는 자기와 직접적으로 커뮤니케이션을 하지 않는 다른 회진 팀원들 앞에서 옷을 다 벗어야 하는 상황을 언제나 염두에 두고 있다.

의학적인 면에서 의사가 엄청난 지식을 가졌다는 사실 역시 비대칭적 대화상황을 야기하는 한 가지 원인이 될 수 있다.

➡ 환자는 의학 전문용어를 잘 모른다는 이유에서 저절로 열등한 사람의 위치에 서게 된다. 이런 상황에서 의사는 질문을 통해 환자로부터 비교적 저항없이 정보들을 알아낸 후 단순하게 지시를 한다.

➡ 이런 상황은 정보를 주고 싶어하지 않는 의사들에게서 더 심화될 수 있다.

➡ 의사가 대인관계의 규칙들을 지키지 않아도 환자는 의존성

때문에 의사에 대한 비판을 유보한다.

이러한 비대칭적 대화 구조는 환자에게 부담된다.

➡ 공간적으로 열세에 있고 속수무책이라고 느낀다.
➡ 중요한 순간에 전문용어를 한마디도 이해하지 못한다는 끊임없는 불안감을 갖고 회진 대화를 듣고만 있을 뿐 보충 질문을 할 용기가 나지 않는다.
➡ 잘못된 행동을 할 경우 의사의 관심을 받지 못하게 될까봐 걱정한다.
➡ 회진 대화에서 병원에서의 향후 과정 또는 퇴원일자가 결정된다. 생명에 중요한 정보가 나올 수도 있다. 그러나 환자는 이런 일을 예측할 수도 없고 조정할 수도 없다.

여기에서 설명한 측면들을 바탕으로 해서 언어적으로 그리고 비언어적으로 비대칭적 대화구조를 타파하고 동반적인 대화구조에 접근하는 것이 의사의 병원일상에서 목표가 되어야 한다. 의사가 의학지식에서 우위를 점하고 있다고 해서 필요한 정보를 이해할 수 있는 언어로 환자에게 전달하고 의학적 사실과 관계들을 중재하는 사람으로서 의사소통해야 하는 필요성이 없어지는 것은 아니다. 그렇기 때문에 의사는 다음과 같은 개별사항들을 고려해야 한다.

➡ 환자가 회진에 관심을 갖도록 그리고 경우에 따라서는 의자에 앉아서 의사와 대화를 나누도록 권한다.

➡ 의사의 언어는 명료해야 한다. 반어적 표현이나 빈정대는 표현은 절대로 사용해서는 안 된다. 유머스러운 표현은 좋지만 환자의 마음을 상하게 하는 위트는 좋지 않다.

➡ 회진시 외래어와 의학 전문용어는 사용하지 않는다. 이것을 피할 수 없다면 외래어를 환자가 이해할 수 있게 설명해야 한다.

➡ 많은 사안들은 복잡해서 회진시 여러번 다른 단어로 바꿔 표현해야만 하는 경우가 있는데 다른 말로 바꿔 설명하는 데 시간을 투자해야 한다.

➡ 환자에게 그 자체만을 가리키는 지시형은 사용해서는 안 된다. 오히려 의사와 환자를 위해 공통적인 관점을 찾아내려 하는 것이 목표가 되어야 한다.

➡ 의사는 환자의 대화 내용과 대화 동기에 집중하면서 적극적 경청을 해야 한다.

➡ 의사는 자신의 역할 자체를 상대적으로 볼 수 있어야 한다. 의사의 권위 때문에 비대칭적 상황이 악화되어서는 안 된다.

이 몇가지 규칙을 명심하다 보면 회진에서 환자와의 동반자적 대화 수준을 정립할 수 있는데 이것은 앞으로의 진단과 치료에 도움이 된다. 그렇다고 해서 이것이 의사가 어떠한 경우라도 유연하게 반응해서는 안 된다는 것을 의미하는 것은 아니다. 중요한 특정 세부사항들을 관철시키기 위해서 의사는 비대칭적 대화구조를 전략적으로 그리고 목적을 갖고 단기적으로는 사용할 수 있다. 이와 관련된 한 가지 예는 환자가 도가 지나칠 정도로 자기 얘기를 하려는 경우이다. 본래의 주제에서 너무 동떨어져 있으면 의사가 환자의 말을 끊음으로써 비대칭성을 강조하는 것이 다시 회진 대화의 구조로 바꿀 수 있는 유일한 방법이다.

2. 회진 유형

일부 병원에서는 회진을 주말에도 하지만 대부분은 주중 하루에 한 번 회진을 돈다. 이때 일주일에 한 번 수석의사와 병동 담당 주임의사가 회진을 한다. 세 가지 유형의 회진은 회진을 주도하는 의사와 특히 환자에게 있어 여러가지 의미와 의료적 가치가 있다. 회진의 유형에 상관없이 회진할 때 공통적으로 유념해야 할 점은 다음과 같다.

➡ 한 명의 의사(회진의 유형에 따라 수석의사, 주임의사 또는 병동

의사가 될 수 있다)만이 입원실에서 대화를 주도하는 것이 좋다. 회진을 의사들간 또는 의사와 환자들 간의 토의의 장으로 이해해서는 안 된다. 대화에 직접적으로 참여하지 않는 의사라도 항상 대답하고 정보를 제공할 준비가 되어 있어야 한다.

➡ 간호사는 어떠한 실수도 해서는 안 된다. 간호사가 하는 일은 환자의 간호상태를 통해서 그리고 차트정리를 통해서 문서화하는 것이다.

➡ 간호사는 의사와 환자 간의 대화에서부터 자신에게 해당되는 정보를 잘 추려내기 위해서 주의를 집중해야 한다.

회진을 주도하는 의사는 환자들뿐만 아니라 회진에 수행한 다른 동료와도 마주하고 있다. 그러다 보니 어쩔 수 없이 의사로서 여러가지 역할로 내몰리게 된다. 이때 다음과 같은 이유에서 때로는 어려움이 있을 수 있다.

➡ 환자들은 정보뿐만 아니라 인간적인 관심도 기대한다.

➡ 같은 병실을 쓰는 다른 환자들은 옆 침대에서 일어나는 모든 표현을 엿듣고 이것을 자신의 회진 의사와 비교한다.

➡ 회진에 동행한 동료의사들은 어쩌면 이미 지나간 회진을 생각하거나 환자와 직접적으로 말할 수 없다는 이유에서 회진에 집중하지 않을 수 있다.

회진의 성공 여부는 그밖의 의학적 세부사항과 성공뿐만 아니라 환자나 회진 참가자의 그날그날의 기분에 좌우된다. 그래서 의사에게는 다음과 같은 것이 요구된다.

➡ 포괄적이면서도 세부적인 의학지식을 가지고 있어야 한다.
➡ 회진에 참가한 사람들을 한명 한명 언어적으로 그리고 정서적으로 대화에 참여시켜야 한다.
➡ 실제 임상에서의 어려운 상황에 대비해서 설득력있고 솔직한 반응을 준비해서 갖고 있어야 한다.
➡ 경청과 지시의 적정한 관계를 알고 있어야 한다.
➡ 솔직하고 신뢰가 가는 인품으로 설득해야 한다.

매일매일 연습을 통해 이런 목표에 좀더 가까이 가기 위해서는 다음과 같은 특징들을 알아두는 것이 도움이 된다.

스탭회진과 환자회진

회진에 참여한 사람들이 병동 복도를 통해서 입원실로 이동한다는 것은 잘 알려진 사실이다. 이 복도는 일부 의사에게 가능한 한 짧은 시간 내에 이 방 저 방 갈 수 있는 통로로만 쓰인다. 그러나 복도에서의 '중간체류'를 다르게 이용하고 할당할 수도 있다.

병동의사, 주임의사와 수석의사 회진시 입원실에서 나누는 환자와의 대화를 스탭회진과 엄격하게 구별하는 것은 의미가 있을 뿐만 아니라 필요한 일이다.

스탭회진이란 파일에 철해놓은 환자 개개인의 조사 결과에 대해서 의사들끼리 또는 경우에 따라서 간호사와 토의하는 것을 말한다. 이때 전문적, 의학적, 약리적 또는 간호와 관련된 문제들에 대해서 말한다. 이러한 스탭회진은 복도에서 또는 입원실로 들어가기 전 진료실에서 일어날 수 있다. 다음에서 말하는 것들이 이것을 구분하는 근거이며 실제 임상에서 그렇게 하는 것이 적절한 것으로 입증되었다.

➡ 팀원들끼리 의학적 사실(검사실 수치, 방사선 사진 등)에 대해 설명하고 명명하고 논쟁을 벌이는 것은 환자에게 아무 의미도 없기 때문에 환자 면전에서 할 필요가 없다.
➡ 엄격한 구분을 통해서 의학 전문용어를 환자와의 대화에서 사용하는 중개하는 언어와 구별하는 것이 좋다. 그러면 환자에게 오해가 생기는 것을 막을 수 있다.
➡ 서류를 침대 위에 넓게 펼쳐놓은 채 환자 면전에서 환자의 진료기록지에 대해 곰곰이 생각하는 것은 환자를 불안하게 만든다.

➡ 입원실에 들어가기 전에 중요한 검사실 수치를 보면 그것을 회진하는 동안 기억할 수 있다. 차트 리뷰를 통해 중요한 검사결과를 기억하는 것이 가능하다. 회진 중 차트에 의존하며 환자를 보는 것은 바람직하지 않다.

➡ 회진을 주도하는 의사는 입원실에 들어가기 전에 스탭회진을 통해서 다른 참가자로부터 환자에 대한 정보를 들을 수 있다. 이런 식으로 나중에 있을 환자와의 대화를 위해 다함께 '작전'에 대해 합의를 할 수 있다. 그렇게 함으로써 회진을 주도하는 의사가 환자 앞에서 모순을 보이거나 성급하게 잘못 말하는 것을 피할 수 있다.

➡ 참가자들은 스탭회진 시간을 입원실에서 소란을 피우지 않기 위해 다른 지시사항을 내리거나 잠깐 다른 볼 일(전화)을 보기 위한 시간으로 활용할 수 있다.

> 공간적으로나 시간적으로 스탭회진을 환자회진과 구별할 경우 전혀 다른 두 개의 언어영역이 존재한다. 이 두 가지 언어영역이 존재함으로써 궁극적으로 비교적 효율적이고 명료한 언어를 사용할 수 있다. 즉 불필요한 표현을 하지 않을 수 있게 된다는 뜻이다. 이에 비해 환자회진과 스탭회진을 뒤섞을 경우 특히 환자에게 좋을 것이 하나도 없다.

병동의사 회진

'병동의사'란 명칭은 많은 종합병원의 경우 인턴영역에서의 보다 집단적인 성격의 지배구조로 인해서 더이상 흔하게 사용되지 않는다. 그럼에도 불구하고 이 장에서는 병동의사란 명칭을 사용할 것이다. 병동의란 병동에서 일하면서 회진을 하는 의사를 말한다. 여기에 다음과 같은 두 가지 전제가 중요하다.

➡ 회진을 주도하는 의사는 회진을 잘 수행하기 위해서 병동에서 일해야 하고 업무시간의 대부분을 그곳에서 보낼 수 있어야 한다. 회진을 주도하는 의사의 일일 교대 또는 주간 교대는 환자에게 도움이 되지 않는다. 가능하면 월간 교대가 모두를 위해 좋다.
➡ 회진하는 동안 대부분의 도움과 정보는 병동의사를 통해서 제공된다. 의사는 이런 상황을 고려해야 한다. 까다로운 사안의 경우 수석의사가 내릴 결정에 대해 병동의가 미리 애기할 수 없다 하더라도 환자에게 명확하게 지시할 수 있어야 한다.

병동의사 회진은 좀더 정확하게 '조직 및 제도적 차원의 업무'와 '환자 중심의 업무'로 구별할 수 있다.

'조직 및 제도적 차원의 업무'는 다음과 같다.

➡ 진단학, 진단, 치료에 대한 의학적 전문토론
➡ 간호인력을 위한 진단 및 치료과정과 관련된 지시
➡ 제한적이지만 신진의사에 대한 교육

'환자 중심의 업무' 는 다음과 같다.

➡ 진단을 위한 환자 검사
➡ 치료효과의 관리
➡ 환자에 대한 정보제공

특히 환자에게 정보를 전달할 때 회진을 주도하는 의사는 언어적인 면에 신경을 써야 한다. 이에 대한 도움은 다음 장에 나온다.

주임의사 회진

지금까지 행해진 실증적 · 언어학적 회진 연구를 보면 주임의사 회진에 대한 연구는 거의 없었다(Uexkull, Petzhold, Rosumek). 주임의사 회진은 다음과 같은 몇가지 특징이 있다.

➡ 환자는 주임의사가 전문능력을 가지고 있다는 이유에서 전반적인 정보를 기대한다.
➡ 병동의사는 환자와 관련해서 시연하는 사람의 역할을 하면

서 동시에 다른 동료의사나 환자들 앞에서는 시연 받는 사람의 역할을 한다.

➡ 주임의사는 환자는 물론 그동안 행해진 치료에 대해 파악하고 있어야 한다. 그렇게 함으로써 환자에 대한 '질적 관리'가 보장된다.

➡ 의사와 환자 간의 비대칭적 관계는 보통의 병동의사 회진 시보다 주임의사 회진에서 더 분명하게 느낄 수 있다.

➡ 주임의사는 복잡한 문제를 목적에 맞게 해결할 수 있어야 하고 자신에게 소속된 동료들을 지도해야만 한다.

일반적으로 보편화되어 있긴 하지만 일주일에 한 번 주임의사가 회진을 도는 것은 바람직한 일이다. 주임의사 회진은 다음과 같은 점에서 두 가지 극단 사이에 위치할 수 있다.

➡ 빠른 걸음으로 이 환자에서 저 환자로 다니기 바쁘다. 그러다 보니 동료의사나 환자에게 의학적 자극을 주지 못한다.

➡ 스탭회진시 우선 진료기록지를 꼼꼼하게 살펴보게 된다. 모든 약, 검사실 수치 그리고 다른 모든 결과들에 대해서 팀에서 토의하고 평가하며, 새로운 점에 대해서 협의하고 환자의 진료 기록을 참고하면서 그밖의 관점들에 대해 논의한다. 그런 후에 주임의사는 환자를 상대로 환자의 문제에 대해 다시 한번 자세히 알아본다. 주임의사는 그의 관점

에서 지금까지의 결과에 대해서 그리고 경우에 따라서는 퇴원할 때까지 앞으로의 과정에 대해 설명한다.

두 번째 가능성이 모든 참가자에게 있어 부담은 더 크겠지만 더 많은 성과가 있다는 것은 명백하다. 그러기 위해서는 주임의사 회진시 주임의사에게 다음과 같은 점이 요구된다.

➡ 주임의사는 그의 동료들 앞에서 자신의 전문능력을 보여주거나 경우에 따라서 테스트받지 않을 수 없다.
➡ 주임의사는 지시뿐만 아니라 침착하게 설명할 수 있어야 한다(이것은 환자에게나 동료의사들에게 모두 해당된다).
➡ 주임의사가 환자와의 대화에 관심을 보임으로써 대화의 지속 시간이나 집중도를 통해 병동의사에게도 새로운 세부사항을 전달해 줄 수 있을 것이다.

이에 비해 병동의사는 주임의사 회진을 위해서 다음과 같은 전에 신경을 써야 한다.

➡ 철저하게 그리고 사실에 충실해서 회진을 준비해야 한다.
➡ 충고뿐만 아니라 비판도, 경우에 따라서는 자신의 의학적 개념에 대한 문제제기도 수용해야 한다.
➡ 환자의 문제에 대한 논의는 주임의사와 함께 하지만 그 후

환자와의 대화는 병동의사의 몫이다.

환자에게 있어 주임의사 회진은 더욱 특별한 의미를 지닌다. 그렇기 때문에 주임의사 회진은 치료적 관점에서도 행해질 수 있다.

➡ 까다로운 사안은 환자에게 주임의사를 통해서 설명하거나 병동의사가 사용한 것과는 다른 언어로 다시 한번 설명할 수 있다.

➡ 예를 들어 환자의 순응도를 높이기 위해서 금연이나 식사량을 줄이거나 규칙적으로 약을 복용해 달라는 얘기는 주임의사가 아주 엄격하게 할 수 있지만, 그후 그 사안에 충실해서 환자를 다시 채근하는 것은 병동의사의 업무이다.

그렇게 한다고 해서 담당 병동의사와 환자 간의 신뢰가 깨지는 것은 아니다. 물론 그러기 위해서는 사전에 그 방식에 대해 주임의사와 병동의사 간에 합의가 이루어져야 한다.

➡ 주임의사의 노련한 말을 통해서 레지던트뿐만 아니라 간호사의 중요성을 환자에게 인식시킬 수 있다. 환자 역시 의사 결정 과정에 참여하는 협력적 관계에 있는 공동의 팀원이라는 것을 주임의사 회진에서 명백하게 볼 수 있다.

필요한 경우라도 주임의사나 수석의사가 환자 면전에서 병동의 사를 비난해서는 절대로 안 된다. 그렇게 되면 환자와 그를 치료하는 의사 간에 신뢰관계는 돌이킬 수 없거나 완전히 깨진다. 이것은 비난하는 사람에게도 해당된다.

주임의사 회진의 교수 · 학습적 함의

주임의사 회진은 직업적으로 경험이 많지 않은 의사들의 교육과 보수교육에 도움이 된다. 이런 이유에서 주임의사는 젊은 동료들을 의학적으로 그리고 인간적으로 환자를 올바르게 다룰 수 있게 지도해야 한다. 젊은 의사는 임상경험이 풍부한 주임의사의 임상적 본보기에서부터 환자를 다루는 확실한 방법을 배울 수 있기 때문이다. 수련기간 동안 이론과 실제에 대해 계속해서 배워야 한다. 그러나 특히 실제와 관련해서는 수석의사와 주임의사만이 줄 수 있는 연륜에서 우러나오는 가르침이 필요하다.

주로 주임의사에서부터 인턴으로 진행되는 방향에 초점이 맞춰져 있는 교수 · 학습적 함의는 서로 다르지만 중요한 두 가지 영역에서 일어난다.

➡ 하나는 환자가 없는 상태에서 의학적 사실과 이론적인 면과 관련되어 있는 스탭회진의 영역이다.

➡ 또 하나는 일차적인 대화의 축은 주임의사와 환자가 되지만 주임의사가 그의 동료를 위해서 대화전략과 까다로운 의학문제의 전수를 선보이는 환자대화의 영역이다. 이 두 번째 측면은 본보기를 통해서 배운다는 점에서 인턴에게 매우 중요하며 의학의 이론적 공부에 대한 보충이라는 점에서도 반드시 필요하다.

이러한 여러가지 측면들을 고려해 볼 때 주임의사 회진의 구조가 다층적이라는 사실이 명백해진다. 오랜 시간 훈련을 통해서 이러한 상수와 변수를 구사할 수 있을 때에만 주임의사 회진은 환자나 동료의사에게 있어서 중요한 의학전문 기능과 병원 일상에서의 언어적 기능을 충족하게 된다.

수석의사 회진

주임의사 회진과 마찬가지로 수석의사 회진은 환자, 인턴, 회진을 주도하는 수석의사에게 있어 굉장한 사건이다. 이 경우에도 '쌩 하니 둘러보는 것'과 '상세한 스탭회진과 환자회진'이라는 두 가지 극단적인 경우를 구별할 수 있다.

주임의사보다 훨씬, 그 이상으로 병원의 수석의사는 환자에게 의사로서 그리고 인간으로의 행동에 있어 최고의 권위를 상징한다. 이것은 부수적으로 수석의사가 대개 주임의사나 수련 중에 있는 인턴보다 연장자이고 인생경험이 있는 것과도 관련이 있다. 일반적인 병동의사 회진시 수석의사의 특별한 능력을 언급하면서 내려야 할 특정한 결정을 수석의사 회진에서 할 수 있도록 유보함으로써 '수석'이라는 단어가 갖는 특별한 의미와 무게감을 환자에게 강조할 수 있다. 물론 이것은 다음과 같은 경우에만 가능하다.

➡ 결정된 사항이 수석의사의 권위를 통해서도 전달되어야 한다.

➡ 병동의사로서 환자의 중요한 질문에 대답할 필요가 없다는 단순한 이유에서 수석의사 회진을 언급해서는 안 된다(비대칭적 대화구조에서 소개한 4가지 의사소통 유형 중 네 번째 '불확실한 역할' 참조).

물론 사전에 환자에게 도움이 되는 병동의사·주임의사와 수석의사 간의 '대화전략'에 대한 타협점을 찾았다면 해당 의사들간에 협력적인 환자협의가 이루어진 것이라고 말할 수 있다. 이 협의는 당연히 성공적인 치료를 위한 것이어야 한다. 그렇게 했을 때만 환자 중심의 의학이 언어적으로도 가능하다.

이뿐만 아니라 수석의사 회진에서도 교수·학습 기능이 매우 중요하다.

수석의사 회진의 교수 · 학습적 함의

수석의사 회진 하면 특히 수석의사의 풍부한 경험을 떠올릴 수 있는데 그런 연유에서 수석의사는 자신의 의학 전문지식과 특히 인간 중심의 처신과 환자의 진단 및 치료와 관련된 지식을 모범적으로 그의 동료에게 전수할 수 있다.

몇몇 병원에서는 담당 주임의사도 수석의사 회진에 참여하는 것이 일반적이다. 반드시 그렇게 해야 하는 것은 아니더라도 참여한 경우 다음과 같은 장점이 있다.

➡ 추후에 수석의사나 주임의사나 환자에게 정확하게 똑같은 절차를 밟을 수 있다.
➡ 회진시 나타난 복잡한 문제들에 대해 의사결정권자들 사이에 논의가 진행될 수 있다.
➡ 환자에게 의사들의 존재감을 인식시키고 좋은 팀워크라는 인상을 전달한다.

이에 비해 다음과 같은 단점도 있다.

➡ 의견만, 특히 수석의사의 의견만을 수용할 가능성이 높아지면서 다양한 방법으로 문제에 접근하는 것이 차단될 수 있다.
➡ 참가하는 의사들의 수가 늘어난다.

➡ 의사들간에 긴 토론이 이루어지지 못하기 때문에 피상적인 회진이 될 수 있다.

➡ 개별적인 능력과 병원의 일상적인 구조에 속하는 의사결정 영역 간에 경계가 허물어진다.

따라서 수석의사 회진의 장점과 주임의사 회진의 장점을 취하는 것이 좋다.

이러한 회진의 위계적 특수성 말고도 회진의 언어적 상호작용과 전혀 상관없이 그밖의 비언어적인 측면에 대해서도 생각해 볼 필요가 있다. 이에 대해서는 5장에서 다룰 것이다.

예비의료인 절반 "의사소통 어려워요"

미래에 의사 · 간호사 · 치과의사가 될 국내 대학생들의 절반 정도가 다른 사람과 대화를 나눌 때 소극적이고 위축된 경향을 보이는 것으로 나타났다. 이에 따라 앞으로 이들이 의료인이 되어 환자 및 보호자와 의사소통을 잘 할 수 있도록 하기 위해서는 바람직한 의사소통 교육을 시행해야 한다는 지적이다.

대한의료커뮤니케이션학회의 이영훈 교수(고려대 불문과)팀(안서원 고려의대 교수 · 김근면 극동대 간호대 교수 · 김선 가톨릭의대 교수 · 박영국 경희치대 교수 · 안덕선 고려의대 교수 · 이영미 고려의대 교수 · 한금선 고려대 간호대 교수)이 지난 달 예비의료인 560명을 대상으로 의사소통의 특성을 분석하는 측정도구인 '레토릭 지수'를 조사, 분석해 본 결과 47.6%의 학생이 '수사적 과민형'으로 분류됐다.

'수사적 과민형'은 사람들 앞에서 논쟁을 벌일 때 불편함을 느끼거나 침묵을 지키거나 남을 설득할 때 불편함을 느끼는 유형이다. 절반에 가까운 예비 의료인들이 의사소통에 어려움을 겪고 있다는 뜻으로 풀이된다.

이 교수팀이 이번에 측정한 '레토릭 지수'는 미국에서 개발된 의사소통 분석틀로, 이 지수를 통해 의사소통 능력을 해석해 낼 수 있다. 레토릭 지수에 따르면 사람의 의사소통 유형은 크게 ▲자기 정체성만 추구하는 '수사적 고집형' ▲자기정체성을 상실하고 상황에 따른 역할만 수행하는 '수사적 과민형' ▲자기정체성도 추구하고 상황에 따른 역할도 충실히 수행하는 '수사적 민감형'으로 나뉜다.

이번 조사결과 예비의료인 중 '수사적 민감형'은 12%, '수사적 고집형'은 16.6%였다. 나머지 23.8%는 세 가지 유형으로도 분류되지 않았다.

가장 긍정적인 유형이라고 볼 수 있는 '수사적 민감형'의 비율이 가장 높은 직역은 간호대학 학생들이었고, 치과대학생들은 '수사적 고집형'인 경우가 상대적으로 높았다. 의과대학생들은 간호대학생과 치과대학생 중간, 즉 '수사적 과민형'에 집중된 분포를 보였다.

또 연령이 낮을수록 수사적 민감도가 높게 나왔고, 남학생이 여학생보다 자기주장이 강한 것으로 나타났다.

이영훈 교수는 "레토릭 지수는 대화방식의 적합성을 따지는 데 이용되는데, 의료인들의 대화능력을 평가하는 도구로 쓰일 수 있다"며 "이번 조사결과 미국의 레토릭 지수를 그대로 국내 의료인에게 적용하는 데는 약간 무리는 있지만 예비의료인들이 대화할 때 어떤 경향을 보이고 있는지를 여실히 보여주고 있다"고 말했다.

그러나 레토릭 지수가 실제 의료인들의 임상에 어떤 영향을 끼치게 될지는 미지수다. 이 교수는 "개인별 의사소통 유형에 따라 대화능력 함양 교육을 달리해야 하는데, 레토릭 지수를 이용해 이것이 실제 임상에서 어떻게 작용하는지 또 임상능력을 키워주는 데 어떤 역할을 하는지를 연구할 계획이다"고 밝혔다.

한편 이번 설문조사는 고려의과대학생, 경희대 치과대학생, 고려대 및 극동대 간호대학생들을 대상으로 이뤄졌다.

– 의협신문 2007년 4월 4일자

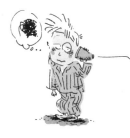

제4장

회진의 특수성

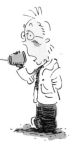

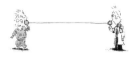

1. 그밖의 회진 참가자

앞에서 이미 설명했듯이 병동의사, 주임의사 또는 수석의사가 주도하는 회진은 환자 입장에서 볼 때 그 중요성이 다르다. 이제 회진을 주도하는 의사 말고 그밖의 참가자에 대해 생각해볼 수 있다. 보통 다음과 같은 사람들이 회진에 동행한다.

➡ 병동에서 근무하는 다른 인턴들
➡ 병동간호사나 교대근무를 관리하는 다른 간호사들

병원의 종류나 특별한 상황에 따라서 선택적으로 다음과 같은 사람이 추가될 수 있다.

➡ 레지던트
➡ 본과 의대생
➡ 재활치료사
➡ 심리학자
➡ 수간호사, 간호과장
➡ 성직자

➡ 사회복지사

얼핏 보면 열 명까지 회진에 동행하는 것이 가능해 보인다. 그러나 이것은 여러가지 이유에서 바람직하지 않다.

➡ 의사와 환자 간의 '은밀한' 대화가 불가능하다. 환자는 자신이 마치 '전시되어 있는 듯한' 느낌을 갖는다.
➡ 많은 사람이 입원실을 드나들므로 예기치 않은 소란과 시간적 손실이 일어날 수 있다.
➡ 참자가 중 극히 일부만이 의사와 환자가 얘기하는 것을 이해할 수 있다. 그렇게 되면 입원실에서 삼삼오오 모여서 다른 것을 화제로 삼아 이야기하게 된다. 이로 인해서 더욱더 소란해지고 집중하는 데 방해가 된다. 참가자 개개인은 업무적으로 중요한 위치에 있다 하더라도 입원실에서는 조용한 관찰자에 다름 아니다. 그러지 않을 경우 경청하는 사람들에게 불만을 살 수 있다.
➡ 회진을 주도하는 의사는 특히 주목을 받고 있다는 느낌을 갖는데 이때 동료들을 지루하지 않게 하기 위해서 특정한 표현, 가끔 재밌는 표현을 회진에서 사용하는데, 이로 인해 유감스럽게도 환자의 심기를 불편하게 할 때가 종종 있다.
➡ 병동의사가 환자에게 '다지시적' (multidirektional) 발언을 할 때가 많은데, 예를 들면 회진을 하는 의사가 얘기하고

있는 사람은 환자이지만 그가 하는 정보제공은 팀원들을 겨냥해서 행해지는 경우를 생각할 수 있다. 이렇게 회진에서 환자에게 '건성으로' 말해서는 안 된다. 다음은 이 현상의 부정적인 면을 나타내는 예시이다.

> 환자: "의사 선생님, 입원해서도 여전히 잠드는 데 문제가 있습니다."
> 의사: "그래요, 그렇다면 우선 22시 경에 아토질을 10방울 한번 처방해 봅시다. 그래도 잘 듣지 않으면 야간 근무 간호사가 약 한 시간 후에 로힙놀 2mg의 알약을 더 줄 것입니다."(동시에 간호사는 이 지시내용을 기록한다.)

특정인의 회진 동행이 불가피한 경우도 있다.

➡ 예를 들어 (스탭)회진시 병동간호사나 재활치료사에게 직접 문의함으로써 효율적인 관리와 지시가 가능해진다.

➡ 보통 똑같은 환자를 두고 여러 의사가 지시할 수 있기 때문에 회진에서 하나의 설명 및 통제가 의사집단 내부적으로 가능해야 한다. 그렇게 될 때만이 모든 의사들은 환자에게 똑같은 방침을 주장할 수 있다. 물론 이를 위해서 회진에서 집중해서 잘 듣는 것이 선행되어야 한다.

➡ 회진 참가자와 어떻게 처신할 것인지는 의사의 교육에 속

하며 실제적 모델을 모범 삼아서 언제나 훈련해야 한다.

➡ 좋은 팀워크를 발휘하기 위해서는 모두가 공감할 수 있을 정도로 업무와 토론이 이루어질 수 있는 토대가 마련되어 있어야 한다. 이런 토대가 있는지 없는지는 특히 회진을 통해서 드러난다. 만약 의사결정권을 가진 동료가 회진에 빠져 있다면 이로 인해서 전달하는 데 많은 불필요한 시간이 소요된다.

가능한 회진 참가자를 고려해서 회진이 효과적으로 그리고 인간적으로 진행되기 위해서는 적어도 다음과 같은 점에 유의해야 한다.

➡ 회진을 주도하는 의사와 환자 간에 이루어지는 대화의 축이 직접적으로 관련되어 있지 않은 참가자의 끼어들기나 다른 식의 소란에 의해서 방해받지 않도록 해야 한다.

➡ 특히 토론이 필요한 개별사항에 대한 논쟁적인 대화는 절대로 환자 앞에서 해서는 안 된다. 환자는 그러한 토론의 의미를 평가할 수 없기 때문에 불안감과 함께 논쟁을 벌이는 사람에 대한 의심을 갖게 된다.

➡ 모든 참가자들이 회진을 주도하는 의사의 능력에 대한 의심을 언어적으로 그리고 비언어적으로 표현하지 않도록 해야 한다.

이밖에도 다음과 같은 것을 권한다.

➡ 참가자들의 이름과 역할과 함께 참가자들을 환자에게 소개
하고 필요시 대화에 참여시킨다.

2. 시간적 구조

회진은 환자의 입장에서 보면 너무 짧고, 회진팀과 특히 회
진을 주도하는 의사의 입장에서 보면 때론 길고 피곤하다. 25
개 침대가 있는 병상인 경우 환자당 3분의 시간이 걸린다면 환
자와의 대화를 위해 짧아도 75분을 생각할 수 있다. 지금까지
의 연구 결과에서 직접적인 의사·환자간 만남을 위한 실제 시
간을 확인할 수 있다. 이 대화는 병원의 형태, 과, 의사, 환자에
따라서 1.5분에서 7분 사이가 걸린다. 이 시간 중 약 2/3 정도
를 의사가 말한다. 의사는 그가 쓸 수 있는 시간을 환자를 위해
서 어떻게 활용할 수 있나, 어떻게 마지막 환자까지 잘 집중할
수 있는가? 몇가지 점을 고려할 수 있다.

➡ 외래진료와 구분되는 회진은 가능한 한 대략 같은 시간에
시작해서 끝내는 것이 좋다. 그러면 환자들과 다른 참가자

들은 자신들의 스케줄을 조정할 수 있다. 이것이 가능하기 위해서는 모든 경우에 쫓기는 인상을 풍기지 않으면서 속도를 조절할 수 있는 능숙함이 요구된다.

➡ 현실적으로 어느 것 하나 확실하게 규정하기가 어렵듯 회진 소요시간도 마찬가지이다. 즉 절대로 변경할 수 없게 소요시간을 못박아놓는 것은 불가능하다. 이렇게 시간을 제한하는 것이 처음부터 회진을 방해하기 때문이다.

➡ 그러나 환자의 여러가지 문제에도 불구하고 거의 똑같은 시간에 방문하는 것이 좋다.(물론 환자와 보내는 시간의 양뿐만 아니라 논쟁의 질도 중요하다.)

➡ 회진을 환자의 식사시간 동안 해서는 안 된다.

➡ 통틀어 2시간 반 이상 걸리는 병동회진은 모든 참가자들에게 너무 성가실 뿐만 아니라 이어지는 치료를 위해서 의미가 없다. 개별적인 경우에 이 시간적 제한을 지키는 것이 가능하지 않으면 회진을 분류하거나 좀더 쉬운 방법으로 의사들간의 긴 토의와 심도있는 스탭회진을 환자 중심의 회진을 제외한 다른 시간으로 연기시키는 것이 좋다.

노력을 하고 의사로서 오랜 경험이 있음에도 불구하고 두 시간 반 이상 되는 회진 동안 온전하게 집중하는 것이 항상 쉽지만은 않다. 여기에 다음과 같은 몇가지 '전략'은 도움이 된다.

➡ 회진에 일정한 변화를 주기 위해 주 단위로 회진을 한 번은 병동의 한 쪽 끝에서 시작하고, 다른 한 번은 병동의 다른 쪽 끝에서 시작할 수 있다.

➡ 회진은 환자나 병동 직원들에게 중요한 커뮤니케이션 기능을 갖는다. 그렇기 때문에 회진을 도는 의사는 납득할 수 있는 영역에서 동료들을 참여시키는 것이 좋다. 편안하고 즐거운 회진 분위기는 스트레스를 없애고 회진이라는 제도의 딱딱함을 없앨 수 있다.

➡ 오랫동안 서 있는 것은 피곤한 일이다. 회진하는 동안 내내 입원실에서 그리고 복도에서 반드시 서 있을 필요는 없다. 의자에 앉아서 환자와 이야기를 나눌 수도 있다.

➡ 의사는 회진을 일종의 도전으로 간주하고 회진방식에 대한 비판에 대해 개방적인 자세를 갖는 것이 좋다.

➡ 회진이 방해를 받아서는 안 된다. 그렇지 않으면 집중력과 그 이후의 일과 스케줄에 차질이 생긴다.

위에서 언급한 시간적인 면과 전략적인 면에 주의한다면 의사 입장에서 회진을 성공적으로 하기 위한 중요한 기본 전제조건들은 충족된 것이다. 이것들을 의식적으로 지키다 보면 결국 회진을 유연하게 적용하고 재미있게 만들 수도 있게 된다. 이렇게 되면 무엇보다도 환자에게 좋다. 시간을 짤 때에도 환자의 입장을 고려해서 조정할 수 있다.

3. 공간적 구조

1인실 또는 다인실

회진이 한 병실에 있는 환자의 수에도 영향을 받는 것은 자명하다. 확실히 의사와 환자 간의 대화가 방해를 받지 않는 1인실에서 상호작용이 가장 활발한 대화가 이루어진다. 다인실에서는 다른 환자로 인한 직 · 간접적인 방해가 일어난다.

➡ 회진에서 자기 순서를 앞두고 또는 순서가 이미 끝난 후에 끼어들기 하는 경우
➡ 옆에 있는 환자의 회진 대화를 불가피하게 듣는 경우

따라서 의사는 다음에 신경을 써야 한다.

➡ 그 순간 어떤 환자와 대화하는지를 정확하게 표시해야 한다('5장 1. 인사의례 및 3. 작별의례' 참조). 다른 환자가 대화에 끼어들면 친절하면서도 단호하게 제지해야 한다.
➡ 복잡한 문제, 고지 대화, 은밀한 질문에 대해서는 공개적으로 말해서는 안 된다. 이런 경우 환자를 위해 같은 날 진료실 같은 곳에서 별도의 대화를 마련하는 것이 좋다.
➡ 환자의 상태에 따라서 환자가 요청하기 전 의사가 먼저 환

자에게 '둘만의 대화'를 원한다는 의사를 내비쳐야 한다.

➡ 다른 환자가 있는 상태에서 예를 들어 치료에 순응하지 않아 환자를 질책할 경우에는 매우 신중해야 한다. 이때에는 의도적으로 전략상 능숙하게 질책을 해야 한다. 그렇지만 이런 경우라도 마지막에는 의사와 환자 간의 관계가 계속해서 훼손될이라는 의심을 남겨두어서는 안 된다. 의사는 화해의 조건을 말로 표현해야 한다.

➡ 환자 개개인에 대한 회진을 유지하면서 환자에게 '우리'라는 감정을 불러일으키기 위해서 다인실 상황을 적절하게 이용할 수 있다. 그러기 위해서는 모든 환자를 참여시키는 포괄적인 질문과 대화동기가 요구된다. 이를 통해서 화자 개개인이 품고 있는 불확실성이 감소되고 환자들간의 결속력이 강화되어서 병원생활에 좀더 많은 변화가 나타날 수 있다. 물론 이때 스스로 필요한 대화동기를 주기 위해서 의사가 좀더 확실하게 알아볼 수 있을 정도로 그리고 적극적으로 대화를 이끌어갈 필요가 있다.

지금까지의 설명을 통해서 분명해진 사실은 회진이 다른 요소들과 더불어 입원실 상황에도 영향을 받기 때문에 다인실 회진시에는 일정한 점에 유의해야 한다는 것이다. 그럼에도 불구하고 다인실 회진은 좀더 변화가 있고 짧지만 공동의 대화를 위한 기회를 제공한다.

4. 회진 대화의 효율성

복잡하지 않은 회진 대화

의사가 일정한 환자를 회진하기에 앞서 그날 의학적인 면에서 예상되는 새로운 것이 하나도 없어서 딱히 말할 것이 없을 때가 가끔 있다. 이때 회진을 환자와 가능한 한 편안하게 대화할 수 있는 기회로 삼을 것을 권한다. 이런 경우 예를 들면 다음과 같이 서두를 꺼낼 수 있다.

> "○○○ 씨, 안녕하세요? 먼저 말을 꺼내자면 제가 보는 관점에서 어제 이후로 새롭게 말할 만한 내용이 하나도 없군요."
>
> "○○○ 씨, 안녕하세요? 걱정할까봐 먼저 말하자면 오늘 새로운 소식이 없습니다. 어제 이후로 새롭게 발견된 것이 없거든요."

그리고 나서 다음에 대해 질문할 시간을 확보한다.

➡ 환자의 현재 컨디션에 대해 질문한다.
➡ 이미 지난번에 언급한 것 중에서 특별히 중요한 주제에 대해 다시 이야기를 꺼낸다.

➡ 환자 가족에 대해 사적인 질문을 한다.
➡ 환자에게 질문하도록 격려한다.

이런 식으로 겉으로는 별로 중요해 보이지 않는 대화라도 적어도 다음에 대해서는 언제나 의사가 거론하는 것이 좋다.

➡ 언제 새로운 소식을 들을 수 있는지 또는 들어야 할 얘기가 무엇인지
➡ 환자가 언제쯤 퇴원할 수 있는지

중요한 것에 대해 말할 것이 없다고 해서 환자와의 회진 시간을 인사와 작별로 단순화시켜서는 안 된다('4장 4. 회진 대화의 효율성' 참조).

심화 회진 대화

회진에서 매우 복잡한 사안이나 문제를 심화시키거나 적어도 처음으로 거론해야 할 때가 있다. 예를 들면 다음과 같은 경우를 생각할 수 있다.

➡ 약 복용이나 여러가지 약의 의미: (예를 들어 이전의 주치의가 처방한) 특정 약을 이제 더이상 처방하지 않는 이유, 그 대신에 처방된 약, 그 약의 장점, 그리고 병원 내부적인 이

유에서 특정 제제가 같은 성분의 다른 제제로 대체되었는지 그렇다면 약 모양이 달라졌는지에 관한 것이다.

➡ 퇴원 이후의 치료(예를 들면 재활치료)

➡ 주치의 또는 교구 간호사의 간호

➡ 양로원이나 요양원 이송

➡ 특정 진단을 받음으로써 생기는 영향(예를 들어 직업적인 면에서)

복잡한 문제, 환자 고지('6장 고지대화' 참조), 환자 신변에 많은 영향을 끼치는 특정 사안에 대해서는 회진 때 설명해서도 안 되고 토론해서도 안 된다. 그보다는 나중에 그런 문제들에 대해 진찰실에서 대화하자고 제의하는 것이 낫다. 회진이라는 상황에서는 많은 환자들의 경우 집중력과 수용 능력에 한계가 있기 때문에 미묘한 사안들에 대해서는 둘만의 대화를 통해서 설명하는 것이 좋다. 이것은 의사에게는 무엇보다도 많은 시간을 요구하지만 모든 관계자들에게 회진의 절차를 좀더 쉽고 효과적으로 만든다.

반드시 언급해야 할 것

몇가지만 간단하게 언급을 하든 처리해야 할 문제가 많든 상관없이 일과적 회진에서 반드시 규칙적으로 거론해야 할 특정한 개별 사안이 있다. 다음과 같다.

➡ 환자에게 지금까지 전달하지 않았거나 설명하지 않은 최근의 검사 결과

➡ 앞으로 받아야 할 검사, 진단 영역에서 그 검사가 갖는 의미, 그로 인한 환자의 부담

➡ 의사가 생각하기에 환자의 고통과 관련해서 개선의 여지가 있는 것과 반드시 개선되어야 하는 것

➡ 고통과 환자의 삶의 질을 떨어뜨리는 문제

➡ 매일매일 이루어지는 투약에 대한 문제

➡ 대소변의 문제

➡ 소화력

➡ 정신적 컨디션

➡ 퇴원 예정일

이러한 점에 유념한다면 일상적인 회진의 정서적, 정보제공적 그리고 언어적 표준의 수준이 환자에게 충분히 분명해진다.

5. 적극적 경청

목적지향적인 질문을 던지거나 능숙하게 논증하는 능력 못지않게 중요한 것은 경청의 기술이다. 의사에게 무조건적으로

요구되는 기술이 경청의 기술인데, 정작 이에 대해서 배우지 못했다. 이 책에서는 슈타이거와 가이슬러의 이론에 근거해 적극적 경청을 설명할 것이다. 적극적 경청은 청자인 의사에게 다음과 같은 것을 요구한다.

➡ 의사는 대화 상대자를 받아들일 준비가 되어 있어야 한다.
➡ 의사는 꼭 필요한 집중력을 가지고 있으며 그래서 가능한 한 정신적으로 그리고 육체적으로 이완되어 있어야 한다.
➡ 의사는 비언어적 단서까지 감지하기 위해서 언제나 환자와 시선을 마주쳐야 한다. 이때 의사는 환자의 시선까지도 잡아둘 수 있어야 한다. 그렇게 될 때에만 회진 대화에서 진심을 전달할 수 있다('6장 1. 진실 또는 은폐' 참조).
➡ 의사는 환자의 사고과정을 정말로 따라가면서 정신을 놓지 않고 경청하려고 노력해야 한다. 또한 동시에 정확하게 숙고해서 환자에게 그밖의 자극과 질문을 던져야 한다.
➡ 환자가 사용한 단어의 구조와 의미를 가능한 한 빨리 파악한 후에 이에 맞춰 대화를 계속해서 이어가도록 노력해야 한다.

이때 기본적으로 중요한 것은 의사가 환자의 말에 관심이 있다는 것을 환자로 하여금 알게 하는 것이다. 그러기 위해서 맞장구 치듯 하는 언어적 표현을 사용해서 환자가 계속해서 이야기하도록 독려할 수 있다.

"당신의 얘기가 흥미롭군요."
"전 그 점에 대해서는 미처 생각해 본 적이 없었는데요."
"이것을 좀더 자세하게 설명해 주실 수 있습니까?"
"지금까지 이 약을 드시면서 어땠는지 말씀해 주시면 우리
에게 도움이 됩니다."

환자에게 어려운 순간에 대해 이야기하도록 하는 것도 적극
적 경청에 포함된다.

"호흡곤란에 대해 다시 한번 설명해 주실 수 일을까요?"
"소변조절이 잘 안 되면 매우 불쾌하다는 것을 잘 알고 있
습니다. 언제 그렇습니까?"

꾸준하게 연습한다면 그리고 익숙하지는 않겠지만 의사주
도의 대화습관을 억제한다면 적극적 경청의 능력을 기를 수 있
다. 이것은 상호 이해의 기초가 된다.

환자와 의사, 믿음과 신뢰의 관계로

동네의원에서 진료를 하다 보면 치료가 더디고 약을 써도 별 반응이 없는 경우가 간혹 있다. 대개는 좀더 약을 쓰거나 경과 관찰을 하면 좋아지지만 간혹 예측하지 못한 진단이 새로 생기거나 예측은 했지만 가능성이 적은 진단이 생겨 약을 바꾸게 되기도 한다. 때로는 원인을 잘 알지 못하여 좀더 큰 병원으로 전원하기도 한다. 이런 경우 환자나 보호자에게 상황을 설명하면서 곤혹스웠던 경험을 해보신 분들이 계실 것이다. 몇 년 전만 해도 이런 경우 환자가 의사를 이해하고 새로운 치료를 받아들이는 것이 보통이었는데 지금은 왜 그렇게 되었는지 명확히 말하지 못하면 오진(?)이라며 언쟁을 하기가 일쑤다. '감기라고 했는데 왜 중이염이냐. 결막염이라고 해놓고 왜 눈병이냐' 등등.

의사가 생각하기는 오진이라고 생각되지 않는 범위의 문제를 일반사람들은 오진이라며 열을 올린다. 과연 왜 오진일까. 오진일 수도 있다. 그렇다면 오진(?)을 해서 그분이 심각한 손해를 보았나. 병원을 여러 번 오고 약도 많이 먹고 시간낭비에 손해가 막심하다고들 한다. 역지사지, 입장을 바꾸어 생각해 보면 그럴 수도 있을 듯하다. 왜냐하면 정부에서 흘리는 정보나 일반 언론매체가 의사와 환자의 관계에 있어 불신을 유발하기 때문이다.

일부의 내용(어쩌면 전혀 그렇지 않은 내용)을 기막힌 어구로 마치 전체 의사가 부도덕하고 돈에 편승되고 환자의 입장보다 자기들의 입장만 더 생각하는 집단으로 몰아부치는 것이다. 그런 정보와 환경으로 나쁜 의사의 이미지를 잔뜩 갖고 있는 환자가 그렇지 않아도 불만이 많은데 처음 설명대로 치료가 되지 않으면 뭔가 의사의 잘못이 있다고 생각하게 마련일 것이다.

내가 아는 모든 의사는 환자의 치료를 위해 노력한다. 실력이 없어서 막대한 손실을 끼쳤다면 손해배상을 해야겠지만 대개는 그런 경우가 아니다. 의사는 환자를 치료하고 봉사하는 직능이다. 정부와 언론은 의사가 의사의 직능을 충분히 펼칠 수 있도록 도와야 한다고 생각한다. 부정적인 보도만 할 것이 아니라 좀더 긍정적인 기사와 이야깃거리를 다루게 되면 환자와 의사가 불필요한 언쟁과 심리 싸움을 하지 않게 될 것이다. 환자와 의사의 관계가 믿음과 신뢰의 관계로 회복되기를 간절히 바란다.

- 의사신문 2007년 7월 16일자 객원기자 손원섭(동대문구의사회 공보이사)의 글

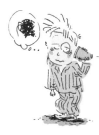

제5장

회진의례와

의미

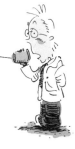

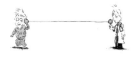

개괄적 이해를 돕기 위해 우선 '의례'란 용어의 뜻을 정의할 필요가 있다. 베를렌은 포괄적이면서도 오늘날 언어학에서 가장 많이 통용되는 정의를 내린 바 있는데, 이것은 대화의례와 관련되어 있다.

의례란 '명시적으로 제도화된 행위 또는 일련의 행위'이다.

베를렌은 '명시적'이란 개념을 '명시적 · 상징적'보다 더 넓은 의미로 사용한다. 그가 말하는 '명시적'이란 수행된 행위인 A는 일정한 내용인 B를 나타낸다는 뜻이다. 그래서 예를 들어 "좋은 아침입니다, ○○○ 씨. 어떻게 지내십니까?"는 다른 사람임을 알아보고 그와 대화할 마음이 있음을 나타낸다.

그밖에 '제도화'라는 개념은 참가자들이 일반적으로 알려져 있는 일정한 기대 수준에 따라 행동한다는 것을 의미한다.

최근 언어학에서 의례의 개념에 대해 논의되고 있다. 물론 제도적 언어공간에서 의례화된 의사소통이 특별한 의미를 지닌다는 점에는 공통된 의견이다. 병원에서 회진은 확실히 '전반적으로 의례화된 상호작용'이다. 지금까지 언어학 연구에서는 주로 회진의 인사 단계와 종결 단계에서의 의례에 대한 연구가 이루어졌다. 로주멕이 처음으로 회진 대화의 중간부분의 중요한 의례에 대해서 자세하게 연구하였고 그 분류와 평가를 제시하였다. 이 언어학적 결과는 다음에 나오는 회진의 구조와 언어적 표현법을 이해하는 데 매우 큰 도움이 될 것이다.

의례는 일상에서와 마찬가지로 회진에서도 여러가지 기능을 갖는다.

> ➡ 대화 상대자는 의례를 통해서 자신의 존재를 확인한다. 예를 들어 새로운 상황에 처하면서 불안감이 고조될 때 인사의례는 안정감을 준다. 대화 마지막에 '다음에 또 봬요' 라는 작별의례는 미래에도 그 관계가 유지된다는 것을 분명하게 해준다.
>
> ➡ 예를 들어 이름을 부르는 것은 그 사람을 알아본다는 뜻일 수 있다.
>
> ➡ 예를 들어 말을 걸 때 직함을 사용함으로써 의례를 통해서 자신의 정체성 내지 역할의 정체성을 확인할 수 있다.

이렇게 언어적 의례뿐만 아니라 비언어적 의례의 기본 기능은 대화 상대자의 존재를 확인하고 인정하고, 안정감과 보호받는다는 느낌을 주고 그와 더불어 일정한 방법으로 비대칭성을 극복하려고 노력하는 데 있다. 회진에서 의례는 이외에도 또다른 중요한 의미가 있다.

➡ 의례는 그 당시 상황을 넘어서서 전망과 전개 가능성에 대해 보여줄 수 있다.

➡ 의례는 대화상대자가 바뀔 때와 같은 과도기 상황에서 긴장감을 해소하는 데 도움을 준다.

➡ 의례는 불쾌한 대화 시작으로 인해서 환자에게 불안감과 절망감을 불러일으키는 순간에 닻과 같은 역할을 한다.

➡ 의례는 의사와 환자 간의 관계가 일시적으로 소원해진다 하더라도 그 관계가 계속 유지될 거라는 확신을 준다.

➡ 의례는 분명하게 표현함으로써 앞으로의 사고 전개를 위한 여지를 제공한다.

의례는 확실히 대화에 긍정적이거나 적어도 예측할 수 있는 동기를 부여하는 측면이 있다. 그러나 일상적 커뮤니케이션에서 불확실성을 야기하는 순간들도 있다.

➡ 둘 중 한 사람이 의례를 의식적으로 하지 않거나 부정적으로 관계의 수용을 어렵게 하거나 방해하는 경우
➡ 상황에 부적절하게 사용해서 다른 대화 상대자를 자극하는 경우
➡ 겉으로 보이기 위한 목적으로 의례를 사용함으로써 정서적

친밀감 형성을 위해 필요한 토대가 빠져 있는 경우

다음에 나오는 이 장의 과제는 의례의 의미를 설명하기 위해서 회진의 사례를 든 것으로 이 과제의 목적은 다음과 같다.

➡ 회진 주도 의사가 의례를 능숙하게 사용해서 대화진행을 촉진하거나 필요에 따라서는 의도적으로 저지할 수 있다.
➡ 회진 주도 의사는 의례의 주요 확인기능을 숙지할 수 있다.
➡ 회진 주도 의사가 의례의 의식적 사용을 통해 회진 대화의 구조를 안정시키고 이런 상태에서 의사나 환자에게 새로운 대화동기가 생겨나도록 한다. 언어적 의례의 의식적이고 능숙한 사용은 성공적인 회진의 토대가 된다.

1. 만남의례

입원실에 들어가기 전에 의사가 방문을 두드리고 그리고 나서 회진시작 무렵 환자에게 악수를 청하면서 말로 인사하는 것이 당연한 것처럼 보인다. 그러나 실제로는 이것이 잘 지켜지지 않는 경우가 빈번하다. 이렇게 하는 대신 예를 들어 다음과 같은 인사 변이형을 사용한다.

➡ 다인 입원실에 들어갈 때 상냥하게 '좋은 아침입니다' 라는 인사말을 모두를 향해 던진다. 그런 다음 환자 개개인을 회진할 때에는 환자 한명 한명에게 인사를 하지 않는다.

➡ 환자의 이름을 부르거나 악수를 청하지 않은 채, 즉 '환자를 확인도 하지 않은 채 의사는 곧장 "오늘은 어떻습니까?"라는 질문으로 회진을 시작한다.

➡ 인사를 하지 않고(예를 들어 그날 이미 회진 전에 봤다는 이유로) 곧장 가장 먼저 말해야 한다고 생각했던 특정 문제에 대해 거론한다.("다시 한번 복통에 대해서 말하자면⋯.")

이런 식으로 회진을 시작하는 것은 옳지 않다. 앞서 말한 점들을 고려해 의례가 갖는 안정적 기능을 수행하기 위해서는 회진 시작 무렵 인사가 꼭 필요하다. 다음처럼 하는 것이 좋다.

➡ 침대 머리맡에서 환자 개개인에게 인사한다.(그렇다고 입원실에 들어서면서 모두를 향해 인사하는 것을 하지 말라는 것은 아니다.)

➡ 인사할 때 악수를 하고 환자의 이름도 부른다.

➡ 처음 만나는 환자에게 자신의 이름과 역할을 소개한다.

➡ 회진 주도 의사는 다른 회진 참가자들(수련의 등), 특히 새로 들어온 참가자들을 환자에게 소개한다.

의사가 인사의례를 하지 않으면 항상 동요가 존재하는 상황적 본질 때문에 의사가 언제 어떤 환자에게 대화를 시작하는지가 분명하게 드러나지 않는 경우가 많다. 명확한 인사를 통해서 그때그때마다 대화가 시작된다는 것을 언어로 확실하게 알리는 것이 좋다.

2. 중간단계 의례

중간단계는 인사 후에 시작되어 작별을 고할 때 끝난다('6장 3. 작별의례를 위한 도입' 참고). 이런 정의와 관련해서 회진하는 동안 의료화법의 특수성에 대해 언급하면 다음과 같다.

동등한 위치에 있는 대화파트너 사이에 이루어지는 일상적 의사소통의 인사의례에서 안부에 관한 질문("어떻게 지내시죠?")은 보통 진지한 대답을 요구하지 않고 인사의 일부로 간주된다. 그러나 이러한 개방형 보충적 질문은 환자와 의사 간 커뮤니케이션에서 표현은 같지만 그 의미는 완전히 다르다.

"○○○ 씨, 좋은 아침입니다. 오늘은 어떠시죠?"

이렇게 회진을 시작할 경우 의사는 그 질문에 대해 명확한 답변을 기대한다. 이외에도 의사가 환자에게 답례 형식의 인사를 기대하지 않는다는 점에서 회진에서의 인사는 다른 대화의 인사와 구분된다. 다시 말해서 의사는 곧바로 안부에 관한 질문을 던진다. 이것으로 비대칭적 대화 상황이 존재한다는 것을 알 수 있다. 이 상황은 환자에게 아무것도 요구하지 않는다. 오히려 환자는 직접적인 답례 형식의 인사가 사실상 필요하지 않다는 것을 너무나 잘 알고 있다. 그래서 환자는 답례인사를 아주 작은 소리로 말하거나 또는 아예 대답하지 않는다. 이런 이유에서 의사는 다음과 같이 하는 것이 중요하다.

➡ 안부 질문을 조금 늦춤으로써 환자의 답례를 기대한다.
➡ 인사는 보통 의사가 먼저 건네게 되는데 이것을 분명하게 표현함으로써 환자가 답례인사를 할 수 있도록 부추긴다.
➡ 정서적 기분과 운동 능력 그리고 사고 능력(예를 들어 의사의 이름을 기억하는지)과 관련해 환자의 답례인사를 평가하고 이어지는 회진 대화에서 그 결과를 참고한다.

의사와 환자 간 대화는 기대된 환자의 답례인사로 시작하는 것이 더 적절하다.

앞에서 언급한 안부에 관한 질문은 가장 많이 희화된 회진의 례임에는 틀림없다("그런데 오늘 우리가 안녕합니까?"). 그렇기 때문에 다음과 같이 하는 것이 중요하다.

➡ 명확하지 않거나 일반화하는 표현은 사용하지 않는다.

➡ 질문을 진지하게 생각하고 환자의 대답에 귀기울인다(단순하게 보이는 질문이라도 대답하는 사람에게는 매우 복잡할 때가 많다).

단조로움과 그에 따른 부주의를 피하기 위해서는 안부 질문을 융통성 있게 표현하는 것이 좋다. 그래서 인사의례는 다음과 같이 변화를 줄 수 있다.

"○○ 씨, 오늘은 어떠세요?"

"○○ 씨, 어제 이후로 특별한 게 있습니까?"

"○○ 씨, 어제 고통을 호소했던 통증은 어떻습니까?"

"○○ 씨, 오늘 기분이 어떠세요?"

"○○ 씨, 오늘 어떠신 거 같으세요?"

"○○ 씨, 지난 밤에 어땠어요, 다시 통증이 있었나요?"

"○○ 씨, 오늘은 상황이 어떻습니까? 새로운 문제가 있나요?"

이런 식의 탄력적인 안부 질문을 통해서 회진 대화의 중간단계로 이동할 수 있는데 이 중간단계에서 환자는 대답을 통해서 특히 많은 대화에 참여할 수 있다. 이외에 고정시켜서 구조화시키는 것은 자칫 딱딱해질 위험이 있기 때문에 피하는 것이 좋다. 그래서 여기서는 많은 것들에 대해서 제안하지는 않을 것이다.

사적영역에 개입하기 위한 의례

환자의 사적인 영역이 병원에서는 거의 완전히 박탈되어 있다는 것을 의사는 너무 쉽게 잊고 있다. 이것은 다음과 같은 사실과 관련되어 있다.

➡ 입원실을 잠글 수 없고 노크만으로 (심지어 노크하지 않고도) 누구나 출입할 수 있다.
➡ 환자는 주로 잠옷, 샤워가운 또는 속옷을 입고 있다.
➡ 때로 다른 환자나 간호사 면전에서 소변이나 대변을 본다.
➡ 책뿐만 아니라 라디오와 텔레비전 프로그램이 다른 모든 환자에게 공개가 되고 따라서 감시를 받는다.
➡ 성생활을 할 수 없고 대개 그것이 금기시된다.
➡ 환자는 언제든지 검사를 위해 몸을 보일 준비가 되어 있어야 한다.

이런 이유에서 주어진 상황에서 최대한 환자의 사적인 영역을 존중할 필요가 있다. 예를 들어 부은 다리를 진찰하기 위해 환자에게 사전에 말을 하지도 않고 허락을 구하지도 않고 이불을 '걷어치우는' 것은 결코 용납할 수 없다. 사전 예고 없이 갑상선을 촉진하거나 수술 상처를 보기 위해서 기계적으로 잠옷을 말없이 걷어 올리는 것은 적절하지 않다. 실제로 여자 4인 병실에 들어서면서 "다들 윗옷을 다 걷어 올리세요. 나중에 회진할 때 한 명 한 명 청진할 겁니다"와 같은 말을 하는 것을 보았는데, 이것은 관례적인 처신에서 벗어난 것이다.

사적인 영역에 개입한다는 것을 환자에게 말로 분명하게 설명하는 것이 중요하다. 필요성을 설명하거나 허락을 구하는 식으로 할 수 있다. 예를 들어 다음과 같이 말할 수 있다.

"다시 한번 폐를 청진하고 싶은데 잠옷을 좀 벗어주시겠어요?"
"다시 한번 상처를 보고 싶은데, 이불을 젖힐 수 있어요?"
"앞으로의 처치를 위해 서혜부에 있는 종양을 다시 만져봐야 하는데 이불을 옆으로 치워보시겠어요?"

이런 식으로 양해를 구했을 때 환자가 진찰을 거절하는 경우는 극히 드물다. 병원에서는 환자가 그런 식으로 진찰받는 상황을 고려하고 있기 때문에 그런 요구를 보통은 받아들이도록 되어 있다. 그래서 더더욱 의사는 위에서처럼 제안 형태로 먼저 양해를 구해야 한다. 또한 환자가 진찰을 거절하면 나중에 다시 시도하는 것이 좋다. 경술하게 진찰을 강행하는 의사는 환자의 마음을 움직이는 토대에 대해 잘못 알고 있고 의사와 환자 간의 관계를 악화시킬 수 있다. 의사가 정한 일정한 시간에 환자가 진찰을 거절한다고 해서 의사의 뜻이 좌절된 것은 아니다.

환자의 사적 영역에 개입하고자 할 때 의례를 규칙적으로 사용하면 입원하는 동안 어떤 상황에서도 환자의 자기 존중감이 보호될 수 있다.

이제 회진 대화의 중간 부분에서 염두에 두어야 하는 의례를 세 가지 유형, 즉 확인의례, 공감의례, 불확실성 의례로 나누어 살펴볼 것이다.

확인의례

확인의례는 대화 파트너를 좀더 안심시키고 대화에 참여하도록 하는 데 도움이 된다. 확인의례는 회진 대화에서 비교적 자주 사용해야 하는데, 확인의례로 의사는 환자의 특정 발화를 지지할 수 있기 때문이다. 예를 들어 긍정적으로 커뮤니케이션하는 확인의례를 다음과 같이 잘 사용할 수 있다.

"당신이 계획하고 있는 요양은 정말 좋군요."
"그래요, 그렇다면 그 이후는 저절로 잘될 겁니다."
"그런 점에 있어서 저도 당신과 같은 생각입니다."

이러한 의례적인 문장을 통해서 환자는 확인을 받고 의사의 명확한 긍정적 입장을 근거로 자신이 이해받고 있다고 생각한다. 가능한 한 계속해서 환자가 진단과 특히 치료 계획에 참여하도록 하기 위해서 긍정적으로 커뮤니케이션하고 확인하는 의례를 통해서 공동의 토대를 마련할 수 있다.

확인하는 의례는 미래지향적 목적으로도 사용가능하다.

"이 재활체조를 집에서도 꾸준히 한다면 좋겠습니다."
"퇴원 후 여전히 전과 같은 통증이 있더라도 걱정하지 않으셔도 됩니다."
"정말로 검사를 의연하게 잘 받으셨어요. 이제 예전처럼 정상적으로 식사하셔도 됩니다."

여기에 제시한 예들과는 반대로 실제로는 환자가 말한 후에 의사들은 대개 이보다 훨씬 짧은 확인의례를 사용한다.

"좋아요!" "그렇죠!" "아주 좋습니다." "오케이."
"모든 게 잘 됐어요." "훌륭합니다."

이러한 짧은 표현들은 의사가 원하는 대로 진행되었다는 것을 확인시켜 주기 위한 목적으로 사용할 수 있다. 그 반대의 의도가 있었다면 다음과 같은 문장을 사용할 수 있다.

"좋지 않아요." "그게 아닙니다."
"있을 수 없는 일입니다."

이렇게 '짧은 의례적인 표현' 을 사용할 때에는 그것이 상황에 적절해야 하고 겉치레나 판에 박힌 듯이 사용하지 않도록 매우 신중해야 한다. 이것은 실제로 있을 수 있는 다음에 나오는 부정적 예를 통해서 설명할 수 있다.

환자: "의사선생님, 어제 바늘 꽂았던 곳에 염증이 생겨서 너무 아파요!"
의사: "좋아요, 아 그게 아니고 잘못 됐군요. 연고를 약간 발라야 할 것 같네요."

앞서 설명한 바와 같이 환자의 진술에 대해 확인하는 의례로 반응할 수 있는 여러가지 가능성들이 의사에게 존재한다. 이런 것들을 효율적으로 그리고 탄력있게 적용하기만 하면 대화가 촉진된다. 그러나 그것을 의사가 듣는 척하기 위해 겉치레로 사용한다면 그 목적은 달성되지 않는다.

공감의례
공감의례란 다른 대화파트너에게 동감 또는 동정을 표현하거나 이해심을 표명하거나 걱정을 공유하는 진술을 말한다. 상호신뢰에 기반한 대칭적 의사와 환자 관계를 위해 공감의례의 사용은 매우 중요하다. 의사의 입장에서는 접근에 대한 두려움 때문에 공감의례적 표현을 잘 사용하지 않는다. 공감의례의 핵심은 의사가 1인칭 단수를 사용해서 자기 자신의 의견을 표시해야 하는 것에 있다. "사람들은 해야 합니다"와 같은 중립적 표현은 써서는 안 된다. 공감의례에 대한 몇가지 예들은 다음과 같다.

"환자분께서 호소하는 강한 통증과 관련해서 이 점에서는 그들의 말이 옳습니다. 그 점을 위해 현재로서는 제가 할 수 있는 것이 아무것도 없습니다."

"그래요, 전 그것을 충분히 이해할 수 있습니다."

"저라도 분명히 화학요법에 대해 두려움이 있을 겁니다."

"제 생각으로는 우리 함께 당신의 걱정을 잠재우기 위해 노력해야 한다고 생각합니다."

"통증이 이제 더 심해지지 않길 바랍니다."

"상처 부위가 아직도 아플 거라는 거 충분히 이해할 수 있습니다."

"이와 관련해서 아직까지 당신에게 도움이 되어주지 못해서 너무 안타깝습니다."

이런 예를 보면 공감의례는 매우 민감한 표현을 요구한다는 것을 알 수 있다. 이것은 다음과 같은 이유에서이다.

➡ 예를 들어 좋지 않은 검사 결과가 나왔을 때 희망을 빼앗는 확인과 환자와의 유대감 간의 정도를 좁혀야 하기 때문이다.
➡ 환자는 의사의 솔직한 공감과 의미없는 반응을 구별할 수 있기 때문이다.

많은 의사들은 환자의 문제에 대해 이해하고 공감한 바를 명확하게 알린다면 치료자로서의 역할을 잘 하지 못할 것이라고 우려하는데 이것은 적절하지 않다. 환자와 환자의 문제를 이해하고 있다는 것을 환자에게 명확하게 알리는 사람만이 그밖의 다른 처치에서도 새롭고 긍정적인 동기를 부여할 수 있다. 그래서 앞서 언급한 공감의례에 대한 예들은 미래지향적 표현과 함께 사용될 수 있다.

"당신이 홀로서기 할 수 있을 때까지 우리 함께 가봅시다."
"퇴원하기 위해서는 아직 해결해야 할 어려운 일이 우리 앞에 놓여 있습니다."
"당신과 마찬가지로 저 역시 우리가 그 고통을 곧 다시 완화시킬 수 있게 되길 바랍니다."

환자의 고통을 이해한다고 말로 표현하는 것은 다음과 같은 점에서 유익하다.

➡ 환자가 이해받고 있다는 것을 환자에게 알릴 수 있다.
➡ 그런 다음에 다함께 앞으로의 과정에 대해서 설명하고 환자에게 계속적으로 도울 것이라는 것을 확신시킬 수 있다.

환자와 인위적으로 거리를 두면 의사가 인간적으로 공감하기 어렵고 이렇게 한다고 해서 의사의 권위가 높아지는 것은 아니다. 친밀감 대신에 비대칭성을 강조할수록 의사와 환자 간의 관계는 잠식당한다.

불확실성 의례

기꺼이 표현하고 싶은 마음이 없어도 비언어적 영역에서든 언어적 영역에서든 의사가 불확실성을 표현하는 신호가 있다. 회진시 불확실성 의례를 빈번하게 사용하면서 진술하는 것은 결국 환자를 불안하게 만들 수 있다. '우리'라는 표현의 사용은 여기에 속한다. 예를 들면 다음과 같은 문장들이다.

"그 문제에 대해서는 우선 다시 한번 생각해 봐야겠는데요."
"우린 그 점에 대해서 우선 침착하게 다시 생각해 봐야겠는데요."

"이와 관련해서 우리가 우선 이후의 결과를 기다려야 할 것
같습니다."

"우리는 그 점에 대해서는 오늘보다 정확한 것을 말할 수
없습니다."

다음과 같은 문장들도 불확실성을 표현할 수 있다.

"음, 그렇게 될 겁니다."

"앞으로 어떻게 될지 우리가 좀 지켜봅시다."

"우리는 어쩌면 그것을 치료할 수 있을 겁니다."

이런 표현들은 분명히 의료 행위와 의학적 가능성의 한계를
암시한다. 물론 이러한 한계가 환자에게 명확하게 알리지 않고
그 자체로 어떠한 새로운 내용도 없는 불확실성 의례를 사용한
다고 해서 일어나지 않는 것은 아니다. 예를 들어 질환, 특정
약 또는 중요한 검사결과상의 추후 경과와 관련해서 지금 현재
로서 아직 확실하게 알지 못하거나 설명하기가 불가능하다는
이유에서 의사 입장에서 불확실성이 있다면 이 불확실성을 인
정하는 것이 낫다. 그로 인해서 회진이 더 악화되거나 의사가
적절한 순간에 다음과 같이 말한다고 해서 설득력이 떨어지지
는 않는다.

"당신에게 그것을 설명할 수 없군요."

"지금으로서는 당신의 건강상태가 왜 다시 악화되었는지 알 수 없습니다."

"추후 치료에 대해 좀더 많은 얘기를 하기 전에 우선 참고 자료들을 찾아봐야겠습니다."

의사는 결코 실수해서는 안 된다는 생각을 고수하면 동반자적인 의사와 환자 관계에서 솔직하지 않다는 인상을 줄 수 있다. 자기 자신의 한계를 인정함으로서 의사는 본질과 외양 간의 격차를 없앨 수 있다.

3. 작별 차례

작별의례를 위한 도입부

의사가 생각하기에 회진 대화가 바라던 대로 끝났다는 것을 나타내기 위해 일정한 의례로 작별 차례를 도입하는 것이 실제로 좋은 것으로 입증되었다. 이때 다음과 같은 표현들을 융통성 있게 사용할 수 있다.

"지금까지 설명한 것에 대해 무엇이든 더 궁금한 게 있습니까?"

"방금 설명한 것과 관련해서 다른 질문이 있으면 대답해 드릴게요."

"어떤 것이든 더 듣고 싶은 게 있으면 말씀하세요."

"어떤 질문도 좋으니 아직도 궁금하거나 생각나는 질문이 있으면 말씀하세요."

이러한 의례가 특히 그런 상황을 처음 접하는 일부 환자에게는 무리한 요구일 수도 있다. 그러나 지난 회진 이후 의사의 업무수행으로 인해서 답변을 듣지 못한 질문들이 회진 전날 환자에게 떠오르는 경우가 빈번하다. 많은 환자들은 회진 대화시 매우 동요되어 있기 때문에 중요하거나 특히 알고 싶어하는 질문을 잊어버리기가 쉽다. 이러한 상황은 의사와 환자의 의사소통을 어렵게 만든다.

의사 입장에서 위의 예에서 설명한 의례를 작별 차례가 시작될 무렵 사용하면 환자들은 처음에는 놀라서 '할 말을 잃거나' '질문을 못할' 수도 있다. 그러나 이러한 의례를 규칙적으로 하다 보면 환자는 자신이 알고 싶어하는 질문을 하기 위해서 이 순간을 기다리게 된다. 이것은 다음과 같은 몇가지 장점이 있다.

➡ 환자는 해야 할 질문이 무엇인가를 생각함으로써 회진하는 동안 환자의 집중력이 산만해지지 않게 된다. 그렇게 되면 환자는 자기 차례가 될 때까지 침착하게 기다리게 되고 질문하려고 대화주제와 어울리지 않게 틈만 나면 끼어들려고 하지 않는다('4장 회진 대화' 참조).

➡ 의사는 사안을 연관지어서 설명할 수 있게 되고, 환자는 정확하게 이 사안과 직접적으로 관련된 질문을 할 수 있다.

➡ 질문하도록 유도하는 것은 환자의 대화참여를 높여서 비대칭적 대화 상황을 극복하는 데 도움이 된다.

➡ 실제로 미리 환자 자신에게 또다른 질문이 있는지 물어보지 않았을 때 그 환자가 이어지는 옆에 있는 환자의 회진시 끼어들기를 많이 하는 것으로 밝혀졌다.

초반에는 의사나 환자 입장에서 혼란스럽겠지만 이후에는 이러한 의례를 사용함으로써 양쪽 모두에게 유리하게 회진 대화를 더 명확하게 구조화하고, 예측 가능하게 하고, 긴장감없이 진행할 수 있을 것이다.

작별의례

만남의례만큼이나 회진 마지막에 하는 작별의례 역시 중요하다. 하퍼라흐와 로주멕이 녹화한 회진을 보면 눈에 띄는 상황을 관찰할 수 있다. 전체 회진 대화 중 3분의 2 경우에서 의사들이 작별의례를 하지 않은 것으로 나타났다. 의사 중에는 악수는커녕 '다음에 또 만나요'라는 짧은 말로 회진이 끝났다는 것을 확실하게 알리지 않은 채 그냥 다음 환자에게 가는 의사도 있었다. 이에 비해 그날 마지막 회진 환자에게는 반드시 작별의례를 하는 것으로 확인되었다. 이것을 우연이라거나 의사의 집중력 부족으로 설명할 수는 없다. 오히려 많은 의사들이 회진을 한 라운드를 구성하는 전체로 생각하는 것 같다. 다시 말해서 회진 내내 긴장감이 지속되다가 마지막 환자에게서 회진이 끝나는 것이다. 의사가 환자 개개인에게 작별인사를 하는 것을 '잊는' 경우가 많은데 다음과 같은 목적을 위해서라도 언제나 회진이 끝나가고 있음을 환자 한명 한명에게 명확히 표시할 필요가 있다.

➡ 의사의 입장에서 하고 싶은 얘기를 다했다는 것을 환자에게 알리기 위해서
➡ 환자가 옆에 있는 환자와의 회진에 끼어들지 않게 하기 위해서
➡ 회진 대화를 모호하게 끝내는 것이 아니라 분명한 말로 끝내게 하기 위해서

더 나아가 의사의 입장에서 볼 때에도 (회진에서 좋지 않은 일로 얘기를 했다 하더라도 이와 상관없이) 작별의례를 의사와 환자

간의 관계가 지속된다는 것을 환자에게 분명하게 알리는 관점과 연결시키는 것이 좋다.

> "그러면 내일 또 봅시다. 그 사이에 특별한 일이 없기를 바랍니다."
> "잠시 후에 초음파 촬영할 때 다시 보겠지만 일단은 여기서 작별인사를 하겠습니다."
> "안녕히 계세요. 문제가 생기면 오늘 오후 부인과 함께 다시 한번 진료실로 오세요. 그때 상의해 봅시다."

만남 인사를 할 때와 같이 작별 인사를 할 때에도 언제나 악수를 하는 것이 좋다. 그렇게 함으로써 의사 입장에서는 회진이 끝났음을 이중으로 표시하는 것이다.

이렇게 작별의례 후에 환자들은 의사에게 회진해 준 것에 대해 감사의 표현을 하는 것을 자주 관찰할 수 있다. 예를 들면 "의사선생님, 다음에 또 봬요. 감사합니다"와 같이 말한다.

이런 말을 들었을 때 의사는 좀 당황스러워한다. 왜냐하면 의사는 당연한 것을 했다고 생각하기 때문이다. 예를 들어 나쁜 충격적인 소식인 점을 고려해도 환자로부터 직접적인 감사를 기대하지 않는다. 이런 경우 의사는 여러가지 반응을 보일 수 있다.

➡ 감사에 대해 말로는 표현하지 않지만 환자를 다시 한번 짧게 쳐다봄으로써 환자의 말을 잘 들었다는 것을 알게 해준다. 이렇게 함으로써 대화를 다시 재개할 필요가 없을 뿐만 아니라 환자의 감사표현을 시큰둥하게 생각하고 있지 않다는 것도 보여줄 수 있다.

➡ "음, 당연한 일인 걸요" "당연히 해야 할 일인 걸요" "천만에요"와 같이 짧게 대답하기도 한다.

➡ 지나치게 공손한 환자에 대해서는 "뭘 했다고요, 당신이 낸 세금으로 제가 공부했는 걸요"와 같이 의도적으로 단순하게 반응할 수도 있다.

의사로서의 회진 의무에 대해서는 긴 설명이 불필요할 것으로 보인다.

회진은 환자에게 있어 의사와 말할 수 있는 가장 중요한 기회이다. 환자는 회진에서 자신의 병에 대한 정보, 치료, 그밖의 절차에 대한 설명, 퇴원일자에 대해 듣기를 기대한다. 의사는 이것을 고려해서 여러 가지 사항에 신경을 써야 한다.

➡ (복도에서의) 스탭회진과 (병실에서의) 환자 대화를 엄격하게 구별해야 한다.

➡ 주임의사와 수석의사의 회진과 마찬가지로 병동의사 회진도 목적지향적으로 그리고 협력해서 행해져야 한다.

➡ 끼리끼리 수군거리지 않게 하기 위해서 회진 주도 의사만이 환자와 대화를 나누어야 한다.

➡ 말은 환자에게 하면서 간호사를 염두에 두고 하는 다지시적 발화는 피한다.

➡ 회진시의 의례는 회진의 구조를 안정시키고 특히 예측할 수 있게 하기 때문에 환자에게 안정감을 준다.

➡ 회진 대화는 만남인사 의례로 시작해서 작별인사 의례로 마쳐야 한다. 이 두 가지 의례시에는 의사가 먼저 악수를 청하는 것이 좋다.

➡ 사적 영역에 개입할 때 환자에게 보통 또다른 질문이 있으면 하도록 요구하는 것과 마찬가지로 의례가 필수적이다.

➡ 회진 대화의 중간 단계에서는 환자에게 확인시켜 주는 의례를 미래 전망과 연관짓는 것이 좋다.

➡ 짧고 겉치레적인 표현은 환자와 대칭적 대화를 하려고 노력한다는 것을 나타내기보다는 오히려 의사가 듣지 않는다는 것을 나타낸다.

➡ 의사의 공감의례는 불확실성 의례와 마찬가지로 1인칭 단수로 된 표현을 요구한다. 그런 의례들은 동반자적인 의사와 환자 관계를 가능하게 하는

데 도움이 된다.

의사가 환자와 마찬가지로 회진을 중요하게 여기고 회진을 의사와 환자 간 만족스러운 커뮤니케이션을 위한 토대로 이해하기만 해도 회진은 많은 가능성을 제공할 것이고 회진의 기능을 충족할 것이다. 그래서 회진 대화의 분명한 구조화와 적극적 경청이 의사에게 요구된다. 이것을 일상적 기회에서 깨닫고 상응하는 능력을 획득하는 데 앞서 설명한 것들이 도움이 될 것이다.

"의사선생님, 제 이름을 불러주세요!"

악수를 하거나 이름을 불러주는 사소한 일들이 환자와 의사가 좋은
관계를 맺는 데 중요한 영향을 미친다.

의사들은 환자를 대할 때 의례적인 격식을 차리기보다 친근한 느낌을
주도록 노력해야겠다. 환자들은 의사와 악수를 나누고 친근한 호칭으
로 불리고 싶어한다는 설문조사 결과가 나왔다.

미국 노스웨스턴대학교가 성인 415명을 설문조사한 결과 응답자 가
운데 78.1%가 병원을 처음 찾았을 때 의사가 손을 내밀어 악수를 청
하기를 바란다고 밝혔다. 또 50.4%는 의사가 성(姓) 대신 이름을 불러
주길 원했고, 성으로 불리길 원하는 사람은 17.3%에 그쳤다. 마크 제
임스라는 이름을 가진 환자의 경우 '제임스 씨' 대신 친근하게 '마크'
라고 불리길 선호하는 것이다.

이번 조사를 주도한 그레고리 마카울 노스웨스턴대 커뮤니케이션 의
학센터 원장은 "환자들은 의사와 첫 대면하는 순간을 생각보다 오래
기억한다. 악수나 호칭처럼 사소한 것들이 때론 진료만큼이나 중요할
수 있다"며 "의사와 환자 간의 관계는 물론 신뢰에도 영향을 준다"고
강조했다.

UCLA 의대 가정의학과 부교수인 수잔 스탠글 박사도 "환자의 개인
적인 성향에 따라 격식을 좀더 중요하게 생각하는 경우도 있겠지만,
의사들이 존경과 관심을 담아 진료에 임한다면 환자들도 틀림없이 좋
아할 것"이라고 말했다.

– 매일경제 2007년 6월 18일자

148

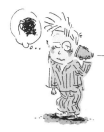

제6장

고지 대화

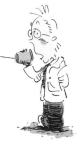

암인지 아닌지 하는 내 질문에 어떤 의사도 대답할 수 없었던 것은 당연하다. 조그마한 여의사는 다음과 같이 생각했을 뿐이었다. 그것도 매우 확신 없이. "그럴 리가 없는데!" 내 검사 결과가 아주 좋다고 말한다. 그러나 그들은 나뿐만 아니라 모든 여자들에게 그렇게 말했다. 그래서 나는 의심을 했다. … 어떤 의사도 실제로 어떤 일이 일어나는지 당신에게 말해 주지 않는다. 그 분야에서는 모든 것이 침묵으로 뒤덮힌다. 간호사들에게 마구 캐물을 수 있지만 내 병세는 상당히 오래 갔다. – 막시 반더

1. 진실 또는 은폐

의사에게 있어 환자 고지가 의사업무 중에서 가장 어려운 도전일 때가 흔히 있다. 의사들은 이런 대화를 두려워하며 그래서 가능한 한 피하려고 한다. 여기에서 맨 먼저 맹장염, 폐렴 또는 갑상선 기능항진증 환자들과 관련된 고지 대화를 생각하는 것은 아니다. 이런 환자들의 경우라도 진단과정에서부터 비교적 단순하게 진행되는 대화 역시 나름대로 특수한 문제가 있을 수 있으며 의사 입장에서 의학적으로나 정신적으로나 준비

가 필요하다. 이에 비해 악성질환에 걸린 것으로 밝혀진 경우 올바른 '분위기' 를 조성하는 것이 훨씬 어렵다.

기구의학 및 실험실 의학의 발전으로 인해서 환자에게 하는 고지는 점점 어려워진다. 진단을 위한 복잡한 절제 수술 전뿐만 아니라 현대기술로 제공되는 진단데이터에 대해 설명할 때에도 의사의 고지능력이 요구되기 때문이다. 따라서 이 새로운 복잡한 검사과정 때문에 의사들은 업무시간 동안 따로 이런 기술을 습득하고 적용하기 위해 공부해야 한다. 그러다 보니 환자와 대화할 시간이 점점 줄어든다.

지금까지 의료 고지 대화와 관련해서 출판된 책들에서 눈에 띄는 사실은 의사와 환자 관계의 의미보다는 대화의 법률적인 측면이 자주 전면에 부각되고 있다는 것이다. 의사로서 가능한 배상청구요구가 없도록 확실히 하는 것은 합법적이다. 그럼에도 불구하고 환자 고지를 있을 수 있는 불만에 대한 논의로 한정해서는 안 된다. 이론적 · 인류학적 시각 역시 고지 대화의 일상적 실제만을 고려하지 않는다. 환자는 생명을 위협받는 상황에서 의사가 자신에게 도움을 주고 관심을 보여줄 것을 기대한다. 그래서 의학적 세부내용과 치료 가능성을 전달할 때 환자의 특수한 상황을 얼마만큼 고려하는지를 보고도 의사가 환자에 대해 얼마나 책임감있게 행동하는지를 가늠할 수 있어야 한다. 환자에게 완전하게 고지할 경우 무엇보다도 다음과 같은 장점을 기대할 수 있다.

➡ 진단 및 치료 목적의 절제 수술시 불만이 덜 발생한다.

➡ 정보량이 늘어나면서 함께 환자의 순응도도 높아진다.

➡ 환자는 퇴원 후에 건강 및 질환에 대해 자각하면서 행동하게 된다.

➡ 정보를 제공받는 환자는 나중에 병력과 증상에 대해 더 잘 설명한다.

➡ 설명을 들은 환자는 재내원의 필요성을 보다 잘 인식할 수 있다.

그렇기 때문에 이 장에서는 환자를 위해서도 필요한 것이지만 우선 고지 대화에 대한 의사의 지식과 그 기술을 개선하는 데 도움이 되는 것들을 먼저 소개할 것이다. 여기에서 특히 중요한 것은 악성질환이 있는 환자의 경우 그런 대화에 있어 하나하나의 과정 또는 단계를 고려하는 것이다. 이러한 설명은 제한적이긴 하지만 다른 종류의 고지 대화에도 똑같이 적용될 수 있다. 전달해야 할 사안이 간단할수록 여기에서 소개하는 표준안은 더 간단하게 적용이 가능하다. 상황에 따라서 어떤 하위 요소들을 생략할 수 있는지를 금방 알 수 있을 것이다. 그러기 위해서는 우선 전체적인 개념을 완전히 이해해야만 한다.

상담하는 환자들을 고려해 볼 때 고지 대화시 많은 의사들에게 양자택일처럼 두 가지 길만이 있는 것 같다. 하나는 모든 것을 말하는 것이고 또다른 하나는 꼭 필요한 것만 말하고 실제 진실은 은폐하는 것이다. 이 두 가지 가능성 중 많은 의사들은 후자를 선호하는데 그 이유는 의사에게 있어 부담이 덜 되고 보통 시간이 많이 들지 않기 때문이다. 질문에 대해 완벽하게 대답을 하지 않음으로써 그밖의 질문이나 설명을 피할 수 있게 되어 의사의 업무시간을 절약해 준다. 일부 의사들은 이렇게 하는 것이 환자를 보호하는 방법이라고 생각하기도 한다. 그러나 이런 방법은 반대 의견에 봉착할 수 있다. 예를 들어 고지의 권한이 있는 병동의사가 실제의 진단과 그로 인해서 환자에게 있을 좋지 않은 영향에 대해서 말을 하지 않는다면 환자는 간호사나 재활훈련사에게 나중에 물어볼 수도 있다. 이들이 고지의 정도에 대해 정확하게 잘 모르고 있거나 부주의로 잘못 얘기를 할 경우 의사와 환자 간의 신뢰관계에 손상이 갈 수 있다.

오래 전부터 의료 영역에서 좋지 않은 예후가 예상되는 환자에게 진실을 모두 말해야 하는지 아니면 안하는 것이 좋은지 하는 문제에 대해서 논란이 되었다. 이런 논란에서 "내가 암이라면 그 사실을 또는 적어도 그로 인한 모든 영향에 대해서 알고 싶어하지 않을 것이다"와 같은 자기 자신의 '경험' 역시 논거로서 여전히 고려된다.

이렇게 확실하게 말하는 것은 여러가지 이유에서 받아들이기 어렵다.

➡ 첫째, 그러한 인간 생활과 경험의 한계 상황에서 환자의 반

응을 절대로 미리 예상할 수 없다. 실제로 이것은 의사의 일상적인 임상에서 입증된다. '약해' 보이는 환자들은 예기치 않은 엄청난 힘을 가지고 있는데 비해 전에 '강했던' 사람들은 의학적으로 보았을 때 전혀 해가 없음에도 불구하고 문제에 직면했을 때 평상심을 잃어버린다. 더 중요한 것은 의사로서 다음과 같은 질문을 자문해 보는 것이다. "이 환자에게 얼마만큼의 진실을 말하는 것이 좋을까?"

➡ 둘째, 윤리적으로 논란의 여지가 없는 의사의 행동은 "이런 경우라면 내 자신에게 얼마만큼의 진실을 말할 수 있을까?"라는 질문에 근거해서 가늠되어야 한다.

어쩌면 환자와 관련해서 뒤따르는 문제에 대해 부담을 갖지 않기 위해서 완전하게 고지하는 것을 포기하는 것은 아닐까? 그런 이유에서 완전히 의도적으로 한 사람에게 까다로운 상황을 완화시키거나 또는 그 상황을 회피하기 위해서 문제점을 다른 관점으로 전가시켜서 대화에서의 비대칭성을 더 심화시키는 것은 아닐까?

많은 환자들이 '의사는 고지시 거짓말을 하거나 적어도 모든 것을 말하지 않는다'고 생각하고 있다는 사실은 오늘날 의사들에게 경종을 울린다. 이런 식의 의심을 하는 환자가 꽤 많다.

이런 점들을 솔직하게 염두에 두기만 해도 고지 대화는 양측 모두에게 참을 만하게 그리고 성공적으로 진행될 가능성이 있다. 환자에게 모든 진실을 말할 수 없는 상황도 분명히 생각할 수 있다. 이런 경우 의사 입장에서 조건 없는 진실성이 요구된다. 그것만이 환자에게 이후의 자기 결정권을 가능하게 한다.

이밖에도 거짓말을 하거나 모든 진실을 말하지 않아도 환자에게 믿을 만한 사람으로 비쳐지게 할 수 있다고 생각하는 의사들이 있다. 그러나 이것은 분명 잘못된 추론이다. 모든 것을 말하지 않았다 하더라도 환자가 모든 것을 들었을 가능성이 훨씬 높다. 환자가 의사의 반응에 속는 것보다 오히려 의사가 환자의 반응에 속을 가능성이 높다.

예를 들어 바로 말하지 않은 것들까지 들을 수 있다는 것을 정신과 영역에서 관찰할 수 있다. 실어증 환자의 경우 나타나는 현상을 보자.

뇌의 어떤 부분에 손상을 입었느냐에 따라 운동성실어증, 감각성실어증, 사면적 실어증, 포괄적 실어증으로 나눌 수 있다. 이 중 이 책에서 특히 관심을 갖는 환자는 감각성실어증 환자이다. 이 환자들은 주요 좌우대뇌의 측두엽에 손상을 입어서 그 결과 언어를 이해하는 데 지장이 있다. 물론 즉흥적인 언어를 이해하는 데에는 어려움이 없고 대개 언어적 리듬을 잘 구사하고 조음하는 데에도 문제가 없다. 언어를 생산하는 능력이 때로는 보통 이상으로 뛰어나서 새로운 조어와 기형화된 단어를 만들어 쓴다. 작스(Saks)의 보고에 의하면 이런 환자들에게서 특이한 점이 관찰되었다.

중증의 감각성실어증 환자들은 텔레비전으로 미국 대통령의 연설을 보면서 히스테리성 웃음을 짓기도 하고 일부는 생각하는 듯이 이마를 찌푸리기도 하였다.

작스는 환자들의 반응과 관련해서 실어증 환자들을 속일 수 없다는 느낌이 자주 든다고 설명한다. 즉 "실어증 환자는 단어를 이해하지 못하기 때문에 그 단어에 속지 않을 수도 있지만 그러나 그가 이해하는 것을 한 점의 오차도 없이 정확하게 이해한다. 말할 때 동반되는 전체적인 신체적 인상, 결코 가장하거나 속일 수 없는 전체적이고 즉흥적이고 자의적이지 않은 분위기를 이해한다." 작스는 실어증 환자의 이해력을 개들의 훌륭한 '언어 이해력'과 비교하고 다음과 같이 니체의 말을 인용한다. "거짓말을 하는 것은 입이 아니고 주둥이인데 입을 가진 사람은 진실을 말한다." 환자가 웃고 생각하는 듯한 모습을 보이는 것은 미국 대통령의 연설에서 빈말과 거짓말을 아주 명확하게 인식했으며 따라서 이에 대해 그들은 적절하게 반응을 보인 것이다.

이런 사례를 통해 얻은 교훈을 고지 대화의 의료화법에 적용할 수 있다.

일부 의사들은 고지 대화에서 환자에게 완전한 진실을 알려주지 않으려고 한다. 중요한 점을 알아야 하는 순간에 주제를 바꾸거나 그래서 진실을 피해간다. 이외에도 의학 전문용어를 사용하고 환자에게 익숙지 않은 언어구조를 통해서 환자가 의사의 말을 이해하지 못하게 하기도 한다. 예를 들어 "흉통이 좀 문제가 될 수 있는데요. 치명적 원인이 심장 관상혈관의 협착에 있다고 생각됩니다"와 같이 간단한 문장의 한 단어만으로도 환자를 불안하게 하기에 충분하다. 말하는 의사 앞에 있는 환자는 이중으로 감각성실어증 환자가 된다. 그는 의사가 예를 들어 진실을 말하지 않는다는 것을 알아차리고 추가로 몇몇 외래어의 의미를 직관적으로만 파악할 수 있다. 일상적으로 이런 용어들은 의사들에게 보편화되어 있다. 진실을 말하지 않아도 환자들은 뭐가 문제인지를 어떤 식으로든지 깨닫는다.

다른 한편으로는 환자들이 의사들과 복잡한 대화를 나눌 때 감각성실어증 환자가 될 수 있고 그로 인해 앞에서 설명한 보충 메커니즘을 발전시킬 수 있기 때문에 의사는 의료대화시 처음부터 진실을 말해야 한다.

환자가 정말로 원해서 숨겨야 하는 경우라면 의사에게 새로운 솔직함과 진실성이 요구된다. 이것은 의사에게 환자가 간절히 원하는 경우에만 진실을 말해야 하는 경계를 의사가 적극적으로 넘어가는 것을 의미하기도 한다.

물론 이렇게 말하기는 쉬워도 실제 하기란 쉽지 않다. 솔직한 고지 대화를 할 수 있는 전문 능력이 의사에게 부족한 것이 아니라 오히려 이러한 어려운 진실을 처리할 수 있는 능력과 그러한 대화를 구축하는 데 필요한 정보가 모자라다. 이 장의 목적은 이러한 상황을 없애는 데 도움을 주는 데 있다.

➡ 그런 대화를 위해 최적의 외적인 상황을 만들어줄 것이다.
➡ 우선 고지 대화를 위한 명확한 언어적 구상을 확실하게 제시할 것이다.
➡ 진실을 말할 수 있는 용기를 주고 이 장을 꼼꼼하게 공부한 후에는 환자를, 특히 악성질환에 걸린 환자를 자신있게 대할 수 있게 할 것이다.
➡ 고지 대화를 치료 대화로서 이해하고 앞으로의 의사와 환자 관계를 위한 기초를 세우는 데 도움을 줄 것이다.
➡ 마지막으로 전적인 자기 결정으로 자신의 질병, 치료, 또한 경우에 따라서는 시한부 삶과 죽음에 대해 책임지는 자세를 갖게 해줄 것이다.

2. 고지 대화의 시간과 장소

고지 대화는 병력조회, 실험실, 엑스레이실, 병리 검사실에서 필요한 정보가 나오는 시간에 맞추어 먼저 환자와 상의해서 정하는 것이 좋다. 어떤 고지 대화라도 이러한 '냉정한' 사실들을 배제시킬 수 없다. 정보가 없으면 뒤따라 나오는 주장을 신뢰하지 못하게 하거나 무력화시킬 수 있다. 이로써 자세한 정보의 부재로 인해서 의사가 진실을 비밀에 부치는 것이 가능해질 수 있다. 이러한 전략은 대화를 수월하게 하는 것 같고 단기적으로는 좋을지 모르지만 그렇다고 해서 이런 전략을 사용해서는 안 된다.

대개 진단 영역에서 모든 필요한 정보가 나오는 날을 거의 정확하게 알 수 있기 때문에 고지날짜는 미리 환자와 합의할 수 있다. 고지날짜를 합의하면 다음과 같은 점에서 유리하다.

➡ 환자는 경우에 따라서 자기 가족과 함께 그 날짜를 준비할 수 있다.
➡ 긍정적이든 부정적이든 고지날짜 이전에 최종적인 얘기를 기대해서도 안 되고, 또 들을 수도 없다는 것을 환자에게 분명히 할 수 있다.
➡ 개별적인 검사의 불리한 결과에 대한 두려움이 줄어든다.
➡ 의사는 자신의 스케줄에서 이 대화를 위해 충분한 시간을 계획할 수 있다.

환자에게 있어 '모든 것을 결정하는' 대화에 대해 큰 두려움이 여전히 남아 있는데, 이런 두려움은 고지 대화의 날짜가 정해지면 보통 더 커질 수 있다. 그럼에도 불구하고 병원의 일상에서 모든 관계자들을 위해 확실하게 고지날짜 계획을 세우는 것이 적절하다.

고지 대화는 병력조회할 때와 같이 앞선 만남을 통해서 환자가 이미 알고 있는 병원이나 의원의 영역에서 일어난다. 의사는 전화, 호출기, 간호사, 조무사 또는 다른 환자의 기습질문으로 방해받지 않도록 절대적으로 신경써야 한다. 때로는 이것을 병원에서 담보하기 어렵기 때문에 사전계획이 필요하다. 경우에 따라서는 환자에게 담배나 커피, 차를 권하는 것이 좋다.

의사가 같은날 이미 그 환자를 여러 번 보았고 이야기까지 나누었다 하더라도 고지 대화시 악수와 만남의례로 개인적인 인사를 반드시 건네야 한다('5장 회진 의례와 의미' 참조). 다른 대화참가자들도 마찬가지이다. 대화참가자들에게 있어서도 절대적으로 정보적 우위를 점하고 있는 의사가 앞으로의 대화에서도 중심에 서 있다.

3. 대화참가자

고지 대화의 날짜를 잡을 때 대화참가자의 범위를 놓고 의사와 환자 간에 사전 합의가 필요하다. 무엇보다도 확실한 것은 의사가 대화 고지도 이끌어야 하고 나중에 치료할 때 환자와 함께 공동으로 그 결과에 대한 책임도 지게 된다는 것이다.

우선 의사가 환자와 단 둘이서 앉아 있는 경우를 생각할 수 있는데 이런 일은 매우 일반적이다. 악성질환이 아니고 비교적 복잡하지 않은 대화내용일 경우 고지 대화에 환자만 동석할 수 있다. 그러나 경색증 환자, 식이요법 환자, 알코올 중독자와 같이 앞으로의 생활과 관련된 조언이 필요한 경우 환자의 가족을 동석시키지 않은 채 대화하는 것은 의미가 없다. 이것은 악성질환의 경우 더더욱 그렇다. 그래서 환자에게 배우자나 동거인을 대화에 참석시키도록 제안하는 것이 좋다. 노인환자인 경우 앞으로 환자를 돌보는 데 중요한 역할을 할 수 있는 자식이나 경우에 따라서는 가까운 친척도 가능하다. 대화참가자를 동석시키는 것은 환자뿐만 아니라 의사에게도 다음과 같은 여러가지 이점이 있다.

➡ 관련된 사람들이 의사로부터 직접 복잡한 의학적 사안에 대해 설명을 듣는다. 그렇게 함으로써 나중에 가족 및 친척이 환자로부터 나중에 들었을 경우 갖게 되는 많은 의문점을 없앨 수 있다.

➡ 관련된 모든 사람들은 질환의 의미에 대해 똑같이 정보를 제공받는다. 환자는 그의 가족 및 친척이 자신이 아는 것보다 더 많이 알고 있지 않다는 것을 알고 있다. 가족 및 친척역시 당사자인 환자에게 전달된 것을 똑같이 들었을 뿐이다. 그래서 나중에 가족 내에서도 개방적이고 솔직한 대화

가 가능하게 된다.

➡ 환자와 가족 및 친척의 시각에서 보았을 때 공동으로 논의의 여지가 있는 질문을 제기할 수 있다.

➡ 의사는 진단에 대한 환자의 반응뿐만 아니라 가족들의 반응에 대해서도 알게 된다. 이렇게 함으로써 의사는 가족 내의 상황과 부담 능력에 대해서도 평가할 수 있다.

➡ 이해가 되는 면이 있긴 하지만 환자와 가족 간에 있을 수 있는 대개 부적절한 책임 전가를 처음부터 차단할 수 있다.

의사 역시 대화에 그밖의 참가자를 끌어들이고 싶을지도 모른다. 다음과 같은 사람을 생각할 수 있다.

➡ 앞으로의 치료과정에서 '한 목소리'를 내기 위한 목적에서 병동의 다른 의사들

➡ 환자가 고지 받은 내용을 잘 알고 있는 병동의 간호사나 간병인. 이렇게 함으로써 모든 사람들이 '서로 누군지 알고' 일할 수 있고, 특히 간호사들은 아무것도 모르는 것처럼 행동하지 않아도 된다. 환자는 모든 정보에 대해 알고 있는 사람이 누구인지도 알게 된다.

➡ 환자가 원하거나 경우에 따라서 퇴원 후에 교구 간호사의 도움을 받기로 되어 있다면 병원의 성직자

➡ 입원해 있는 동안 환자의 치료에 관여하기로 되어 있는 병

원심리치료사

➡ 문제가 더 심각해질 경우 미리 집안일을 조정해 줄 수 있는
사회복지사

➡ 치료과정에서 환자의 운동재활을 위해 중요한 재활치료사

앞서 말한 것으로 볼 때 약 10명까지는 참석이 가능하다. 물론 환자와의 의논을 거친 후에 이들이 대화에 참석하도록 요청해야 한다. 그러나 특별한 경우에는 온전한 의사와 환자 관계를 위해서 둘만의 대화를 해야 한다. 많은 사람들이 대화에 참석하면 의사에게나 환자에게 훨씬 더 피곤하다는 점을 생각할 필요가 있다. 뿐만 아니라 참가자의 수는 대화의 시간에도 영향을 미친다.

4. 고지 대화의 시간

다음과 같은 이유 때문에 고지 대화의 시간을 얼마로 해야 한다고 말하기는 어렵다. 그 이유는 다음과 같다.

➡ 의사나 환자에 따라 말하고 질문하는 것이 다르다.
➡ 질병에 따라서 대화가 다르게 진행될 수밖에 없다.

➡ 정황이 복잡하면 많은 것들은 다른 말로 계속해서 설명해 줘야 한다.

➡ 대화의 길이가 대화의 질을 나타낼 수 없다.

➡ 대화의 내용을 예측할 수 없다.

이밖에도 다음 두 가지 질문에 대해 고려해 볼 필요가 있다.

➡ 환자가 얼마나 집중력이 있으며, 복잡하고 그를 위협하고 있는 사안을 잘 이해할 수 있나?

➡ 의사가 집중력을 잃지 않고 생각한 실마리를 따라서 얼마나 대화의 끈을 잘 유지해 가는가?

앞서 설명한 것들은 예측하기 어렵기 때문에 이와 관련해서 몇가지 조언만을 줄 수 있다.

➡ 악성질환이 있는 환자의 경우 고지 대화시 아래에 규정된 대화의 구상이 30분보다 적어서는 안 된다.

➡ 필자의 경험에 따르면 대화가 60분 이상 걸리면 참가자들이 집중하기 어렵다.

➡ 경우에 따라서는 일시적으로 종결하고 다음날 새로 시간을 잡는 것이 좋다.

➡ 쌍방향 커뮤니케이션이 이루어지면 대화가 좀 길어지더라

고 훨씬 간단해진다. 그렇기 때문에 환자의 발언권을 의사가 중단해서는 안 된다.

➡ 의사는 시간적 중압감 때문에 계속해서 시계를 쳐다봐서는 안 된다. 예정된 시간이 끝나갈 무렵 불가피하게 대화를 끝내야 한다는 것을 알려야 한다면 환자가 말하는 동안보다는 의사가 말하는 동안 하는 것이 좋다.

한 고지 대화를 적어도 30분에서 60분 정도로 계획하는 것이 좋다. 시간에 쫓기는 상황에서는 의사와 환자가 앞으로의 협력을 위한 공동 토대를 구축할 수 없다.

5. 고지 대화의 정밀구조

다음에서 고지대화의 내적 구성에 대해 제안을 할 때 개별적인 하위사항들을 시간 순서대로 서술하고, 전체적인 관계 속에서 그것의 의미를 설명하고, 대화 진행시의 특별한 문제에 대해서 언급할 것이다. 정밀구조에 대해 아는 것은 실제 임상에 적용하는 데 빠른 길잡이 역할을 해준다. 다음에서 제시할 과정을 의사가 통제해 주길 권한다.

대략적으로 보았을 때 기본이 되는 대화구조는 상위에 있는 전체 또는 일반적인 것에서 출발하도록 설명되어야 한다(환자의 고통). 단계적으로 '증거 제시'를 통해서 구체적인 것(진단)에 다가가고 그런 다음에 다시 전체적인 관계 속으로 끌어들이고 새로운 관점(치료와 예후)을 제시하는 것이 좋다. 종착점은 나선형의 논증고리와 그 안에서 명확하게 분류된 특별한 문제를 관통해서 출발점 위에 위치한다.

이러한 구상에 따라 고지대화의 정밀구조를 설명할 것이다.

바람직한 진행을 위한 도입

앞서 언급한 시간, 공간, 참가자 수 결정 등과 관련해서 고지대화를 위한 조건들이 선결되었다는 것에서 출발한다. 이미 인사도 한 상태이다. 이제 대화가 시작되었다는 것을 알리는 것은 의사의 몫이다.

대화가 원하는 대로 진행되게 하기 위해서 짧은 도입부로 시작하는 것이 가장 좋다. 의사는 의학적 지식의 도움을 빌어서 환자를 괴롭히는 고통에 대해서 얘기하고자 그날 대화하려고 약속을 잡았다는 것을 언급하는 것이 좋다. 의사는 다음과 같은 점을 설명해야 한다.

➡ 의사는 우선 자신의 관점에서 모든 사안들을 서로 관련시켜서 설명해야 한다.

➡ 잘 이해되지 않을 경우 언제든지 환자나 가족들은 끼어들

어 질문할 수 있다.

➡ 의사의 설명이 끝나갈 쯤에도 질문할 시간이 충분히 있다.

　이러한 '놀이 규칙'을 설명한 후에 일반적으로 특정 환자의 문제에 대해 말을 꺼낸다는 것은 의사에게 쉽지 않은 일이다. 환자에게 있어서도 지금까지 모든 것이 매우 추상적이고 중립적이었다. 병력 대화나 회진 대화에서 인식한 것들과 관련시킬 때 공통적 토대를 가장 잘 구축할 수 있다.

병력조회 및 회진 대화에서 설명된 환자의 고통 재거론

　모든 당사자들이 잘 기억할 수 있는 사건이 일어난 후에 환자 1인칭 관련성과 병력조회 및 회진 대화에서 설명된 고통에 대해 재거론을 할 수 있다.

"6주 전에 허리통증이 있었을 때…."

"지난 6월에 육체적으로 더이상 견디기 어렵다고 깨달은 후에…."

"부어서 주치의를 찾아갔던 그날…."

"최근 회진시 호흡할 때 압력이 너무 세다고 말했었는데…."

"제 기억으로는 당신이 코피를 많이 흘렸다고 했는데…."

"2달 전부터 기침이 더 심해진다고 했는데…."

이렇게 대화를 시작하면 다음과 같은 점에서 이점이 있다.

➡ 이와 관련해서 말한 사실들을 의사가 이미 알고 있다는 점에서 환자에게 안정감을 줄 수 있다.
➡ 병력조회나 회진에서 나온 (환자에게) 중요한 개별 사항들을 기억하고 있을 뿐만 아니라 중요하게 생각하고 있다는 것을 보여준다.
➡ 환자가 아직 인식하지 못하는 경우 개별 사항들 중에서 특별한 것을 언급함으로써 전체 대화와 진료에 대한 방향을 제시할 수 있다.

물론 이때 병의 내력을 다시 거론하는 것에 목적이 있는 것이 아니라 의사의 관점에서 다시 거론된 고통에 대해 의미를 부여하고 설명하는 데 그 목적이 있다.

의학적 세부사항의 분류와 고통에 대한 일시적 설명

고통에 대한 일시적 설명은 의도적으로 간단하게 해야 한다. 왜냐하면 이제 처음으로 의학적 전문지식을 전달하기 때문이다. 이때 짧은 문장을 사용하고 외래어는 피하고 다른 대화 참여자들의 언어적 반응과 비언어적 반응은 일치되어야 한다. 진술한 증상을 진단 영역에서 이루어진 일정한 검사와 연결시키면 이것은 비교적 쉽게 할 수 있다. 예를 들어 폐검강경, 골수

천자 또는 신체검사시 눈에 띈 소견들과 관련시킬 수 있다. 환자가 대화 도입부에서 선택한 특별한 고통을 마지막 검사결과의 도움을 받아서 설명할 수 있다. 예를 들면 다음과 같은 순서로 가능하다.

기침 → 기관지 사본 → 기관지조직의 변화

삼킬 때의 압박감 → 림프절 촉진과 시험용 적출 → 적출된 림프샘의 변화

두통 → 눈검강경 → 안구뒷쪽·망막의 변화

이런 식으로 연쇄적 주장을 펴면 길지 않은 문장으로 설명할 수도 있고 처음부터 악성 과정이 진행중이라는 진단 내지는 설명을 하지 않아도 된다. 중요한 것은 환자를 위해서 환자의 통증, 신체검사상의 특이사항 및 지금 말하려고 하는 이러한 조치의 결과 간에 일관성이 있다는 것을 보여주는 것이다.

환자의 인과관계 설명 요구에 대한 간단한 반박

환자가 자기에게 관찰된 증상에 대해 설명해 줄 것을 요구하는 것은 일반적으로 알려져 있는 사실이다. 그래서 이것을 환자의 '인과관계 사고' 또는 '인과관계 설명 요구' 라고 부른다.

그래서 진단할 때 환자에 의해서 제공되는 지지들에 주의를 기울여야 한다. 그러나 환자의 인과관계에 대한 추론은 순전히 가설인 경우가 많다. 진단한 것을 알려준 후에 다시 환자가 요구한 인과관계에 대해 다시 반박한다 하더라도 이미 대화의 이 시점에서 의사는 계속 대화를 이끌어갈 수 있다.

이렇게 함으로써 다음과 같은 일이 가능해진다.

➡ 환자의 가설이 아니라 사실이 전면으로 부각된다.
➡ 이 설명 모델에 대해 이의를 제기함으로써 환자는 그 이후의 대화에 대해 자유로운 '여지'를 확보한다.
➡ 의사가 원인의 근거로 추측하는 곳이 또는 추측하지 않는 곳이 어디인지가 분명해진다.

이런 대화 차례를 마치면 이제 진단의 과정에서 첫 번째 '나선상의 선회'가 끝난 것이다. 다음 단계에서는 마지막에서 진단을 명명할 수 있기 위해서 지금까지 짧게 개괄한 것을 더 깊이 있게 다룰 필요가 있다.

6. 고통 분석과 그 의미 설명

우선 환자가 호소한 고통에 대해서 다시 자세하게 거론한다. 고통들을 하나하나 언급하고 설명하는데, 앞서 간단하게 얘기할 때 사용된 단어들을 단순히 반복해서는 안 된다. 물론 환자가 한 번 설명으로는 중요한 사항들을 못 들었을 수 있기 때문에 환자가 이 모든 것을 이미 앞에서 들었다는 인상을 주는 것이 훨씬 좋다. 설명하고 정리하기 위해서 진단영역에서 사용된 방법들에 대해 설득력 있게 주장할 수 있다. 모든 방법들과 그 결과들에 의미를 부여하고 설명해야 한다. 결과적으로 성과는 없었지만 시간만 낭비한 방법이 있었다면 그 방법에 대해서 설명해 주는 것이 좋다. 그렇게 함으로써 환자에게 진단의 (잘못된) 과정에 대해 해명해 준다.

악성질환이라면 예를 들어 적출된 조직검사 결과의 중요한 데이터에 대해 듣고 싶어할 수 있다. 예를 들어 혈액이나 골수의 정상적인 조합이나 림프샘의 의미를 정확하게 환자에게 알리지 않은 상태에서는 환자에게 검사 결과의 의미를 정확하게 해석하는 것이 불가능하다.

예를 들어 조직판과 마찬가지로 적혈구와 백혈구를 구별할 수 있다는 것을 먼저 설명해야 한다. 기능과 때로 그 기능의 정상 수치에 대해서도 설명하는 것이 좋다. 간단하게 의학적 개별 사항들을 충분히 설명하기가 어렵지만, 이렇게 세부적으로 접근하는 과정에서 외래어들을 사용하는 것은 전혀 도움이 되지 않는다. 물론 나중에는 외래어를 불가피하게 사용할 수 있기 때문에 다음과 같은 중복적 표현을 사용할 것을 권한다.

"당신의 문제는 흰색 혈액주머니에 있는데 이것을 백혈구라고 부릅니다."

또는

"코피가 자주 나는 것은 혈소판이, 여기서 혈소판이란 지혈을 담당하는 세포를 말하는데 이것의 수가 줄었기 때문입니다."

'정상적인 것'을 눈에 띄지 않는 것으로 분류할 경우 그것을 환자에게 나타난 병리학적 소견과 대조시켜 볼 수 있다. 이 경우 첫 번째 단계로 예를 들어 다음과 같이 말할 수 있다.

"당신의 경우 백혈구에서 그것에 속하지 않는 세포가 발견되었습니다."

또는

"기관지에서 적출했던 시험용 조직에서 현미경 검사 결과 정상적이지 않은 세포들이 발견되었어요."

예를 들어 검사자(병리학자, 초음파 담당 의사)에 대해 확실하게 안심해도 좋다는 말을 하는 것같이 진단방법과 그에 대한 평가와 관련해서 다시 한번 말을 한 후에 비로소 다음 단계에서 악성질환이라고 말할 수 있다. 늦어도 지금쯤 많은 환자들이 "의사 선생님, 암인가요?"와 같은 질문을 하게 되는데, 이런 질문을 던져서 환자들은 나름대로 이미 추측한 바를 확인하고 싶어하거나 그것을 강력하게 부인하고 싶어할 것이다. 이런 질문은 환자의 존재와 관련된 문제라서 용기를 내어 질문을 하고 운명을 결정지을 만큼의 확실한 대답을 기대한다. 그렇기 때문에 이런 질문에 대답하지 않거나 무마시키는 식으로 반응해서는 안 된다("그렇다고 말할 수도 없습니다"). 이러한 '그레첸 질문' (역자 주: 대답하기 아주 곤란한 질문)은 "그래요" 또는 "아닙니다"와 같은 명확한 답변을 필요로 한다. 물론 동시에 이어지는 문장에서 다음과 같이 제한하고 세분화시켜야 한다.

"더이상의 설명없이 암이란 개념만을 사용하고 싶지 않습니다. 왜냐하면 수백 가지의 악성질환이 있기 때문이죠. 그 중 많은 암들은 오늘날 의학으로 고칠 수 있습니다. 그래서 당신을 위해서 이 질환과 그 결과에 대해서 계속해서 당신과 대화할 수 있기 위해서 당신의 경우 차라리 질환의 이름을 말하고 싶습니다. 암과 같은 개념은 혼란만을 줄 뿐으로 우리 모두에게 더이상 도움이 되지 않습니다."

이제 전체적인 고지 과정에서 가장 특수한 문제에 대해 언급해야 한다. 지금까지 행해진 시도, 모든 검사, 모든 질문은 결국 환자가 그의 질환과 그 명칭에 직면해야 하는 이 순간을 위해서 존재하는 것이다.

7. 진단과 그 영향

부정확하고 도움이 되지 않는 '암'이란 간단한 용어를 사용하지 않으려면 질병의 실체에 대해서 설명해야 한다. 모국어 용어와의 조합을 통해서 외래어를 사용할 수 있다.

"모든 결과를 종합해 볼 때 혈액암이네요, 이것을 백혈병이라고 하죠."
"당신에게서 발견된 질환은 림프절암인데 의학에서는 Morbus Hodgkin병이라고도 부릅니다."

이런 단어들은 일반적으로 사용되지 않을 뿐만 아니라 이런 극단적인 상황에서 대부분의 환자들에게는 기억이 잘 안 되기 때문에 라틴어 용어는 의사가 적어주는 것이 좋다. 대화가 끝날 무렵 메모지를 환자에게 전달할 수 있다.

이쯤 되면 양성 질환이길 바랐던 환자의 모든 희망이 깨어진다. 그래서 이 시점이 의사에게나 환자에게 있어서 대화하기 가장 어려운 시점이다. 우는 환자를 지켜봐야 할 때가 자주 있다. 그래서 이 순간을 위해 그 이후의 여러가지 대화 가능성을 준비하는 것이 좋다.

무엇보다도 특히 중요한 것은 얼른 화제를 바꾸거나 엉뚱한 행동을 한다든가 "분명히 다시 건강해질 겁니다"와 같은 진부한 문장을 사용해서 이 어려운 고지 국면을 하찮게 취급해 버리거나 집중된 상황에서 벗어나 천박하게 의미없는 것으로 가려고 해서는 안 된다. 모든 대화 참여자들은 이 순간을 잘 견뎌야 한다. 의사는 대화를 이끌어가는 위치에 있다는 것을 명심함으로써 침착한 상태를 유지하며 기다릴 줄 아는 용기가 필요하다. 바로 이런 상황에서 환자에게 시선을 주는 것이 좋다.

그런 다음에 예를 들어 다음과 같이 다시 대화를 시작할 수 있다.

"지금 당신이 이 결과에 대해 무척 괴로워한다는 것을 알고 있습니다. 그러나 당신이 치료와 치유 가능성에 대해서 좀더 자세하게 안다면 그것을 견디기가 좀 수월해질 겁니다. 그래서 그 점에 대해서 좀더 말씀드릴까 합니다."

또는

"이 질병에 대해서 좀더 당신에게 설명하고 치료 가능성에 대해서 설명드리고 싶습니다. 당신도 이미 〈대건강사전〉에서 XY에 대해 찾아보셨을 겁니다. 그러나 이 책에는 너무 일반적인 내용이 실려 있고, 게다가 더욱 안 좋은 것은 그것들이 낡은 정보라는 것입니다. 그래서 알고 싶은 게 있으면 저에게 직접 물어보시고 대중잡지에서 정보를 구하지 않는 것이 좋습니다."

또는

"현대의학으로 진단만 하고 그 다음에 모든 문제를 당신 혼자서 신경 쓰게 하는 경우는 극히 드뭅니다. 그렇기 때문에 지금 여러가지 치료 가능성에 대해서 말씀드리고자 합니다."

진단이라는 '심연'에서부터 벗어나서 이어지는 결과로 대화를 이끌어나가고, 이와 더불어 관점을 넓히고, 새로운 길을 제시하고, 마비상태를 불러일으켰던 '파괴적인' 고백 후에 전진적인 전망을 통해서 대화에 활기를 불어넣는다. 이때 특정한 진단 결과로 인해서 또다른 검사가 필요할 수도 있다. 이 경우 이에 대해 우선 짧게 설명하는 것이 좋다.

진단의 영향

진단을 받고 난 후 그리고 치료하기 전에 또다른 진단 절차가 필요하다면 대화하는 자리에서 이것을 환자에게 알려야 한다. 또다른 진단 절차는 대개 환자를 안심시키기보다는 괴로움을 주기 때문에 스트레스를 주는 요소들을 강조해서는 안 된다. 환자가 예상결과에 대해 긍정적으로 평가할 수 있고 부담이 경감될 거라는 일종의 희망을 갖도록 하는 것이 좋다. 또 검사를 실시할 경우 매번 그 필요성에 대해서 설명을 해줘야 한다. 그렇지 않으면 앞서 실시한 진료 프로그램이 무계획적으로 비춰질 수 있다. 특히 진단은 의심의 여지없이 확실하며 추후 실시하는 검사를 받는다 해도 더 나은 진단을 기대할 수 없다는 점을 언급하는 것이 좋다.

환자에게 있어 더 중요하고 결정적인 것은 그가 앓고 있는 질환에서 끌어낼 수 있거나 끌어내야 하는 치료적 결론이다. 이것은 매우 정확하고도 단순한 설명을 필요로 한다. 어떻게 설명하느냐는 치료에 대한 앞으로의 환자 태도, 순응도, 그리고 경우에 따라서는 치유 기회에 영향을 미치기 때문이다.

치료의 영향

치료의 영향과 관련해서 고지 대화시 다음 두 가지 복잡한 것에 대해 언급해야 한다. 우선 악성질환의 경우 다음 3가지 치료법이 있다.

➡ 수술
➡ 레이저치료
➡ 화학요법

그런 후에 다음의 문제점에 대해서 설명해야 한다.

➡ 치유요법이냐 아니면 진정요법이냐?

이 세 가지 치료 가능성을 논할 때 수술에 대해서는 이미 모든 환자가 들은 적이 있거나 아니면 수술을 직접 받아본 적이 있다는 것에서 출발할 수 있다. 이에 비해 레이저치료나 화학요법에 대해서는 별로 알지 못한다. 이에 대한 대부분의 지식은 아마추어 수준의 출판물이나 그런 요법을 경험한 다른 사람으로부터 들은 것이다. 그래서 그 정보들은 왜곡되어 있거나 매우 주관적이다. 그렇기 때문에 사실을 정확하게 직시함으로써 정보의 부재로 인해서 생긴 불안감에서 벗어나게 하기 위해서는 레이저치료와 화학요법에 대해서 환자와 매우 정확하게 상의해야 한다.

고지 대화 전에 이미 어떤 환자에게는 최상의 방법으로 이 세 가지 방법을 다 동원할 수밖에 없다는 것을 확실하게 알고 있다 하더라고 의사는 이 세 가지 방법에 대해 하나하나 환자에게 소개해야 한다. 이때 비교적 성공률이 낮은 방법에 대해서는 신중하게 설명하고, 바람직한 치료방법에 대해서는 자세할 뿐만 아니라 긍정적인 평가를 곁들이면서 설명을 함으로써 차등을 둘 수 있다.

예를 들어 림프절이 확실하지 않는 Mobus Hodgkim병인 경우 수술은 하지 않는 것이 좋다. 왜냐하면 수술로는 성공할 가능성이 없기 때문이다. 화학 요법과 레이저치료를 병행하는 것이 적절한 치료이다.

이에 비해 주변으로 침윤하는 췌장종양의 경우 진정 요법인 경우라 하더라도 수술을 권할 수 있다. 반면 레이저치료나 화학 요법은 지금 현재로서는 성공률이 비교적 낮다.

여기에서 권하는 것처럼 이 세 가지 방법에 대해 하나하나 심사숙고하면 환자는 최상의 치료를 위한 앞으로의 조치들이 자기에게 어떠한 모습으로 펼쳐질지를 금방 알 수 있게 된다. 그렇게 해서 그 다음에 나온 진술은 첫 번째 긍정적 가능성을 제시하며 여러가지 방법들을 각각 장점과 단점의 측면에서 심사숙고했기 때문에 나중이라도 그 발언을 생각하고 그 발언에 대해 책임을 질 수 있다.

물론 더 복잡한 것은 예를 들어 환자에게 다음과 같은 사안에 대해 납득시켜야 하는 일이다.

여기 악성종양이 있는 환자가 있다. 질환의 단계적 특성상 그리고 치유 가능성이 없기 때문에 진단 시점에서는 치료가 아직 필요하지 않다(예를 들어 만성적 림프성 백혈병, Plsmozytom). 이 경우 직관적으로 대부분의 환자들은 우선 생존과 삶의 질을 위해 가능한 한 빨리 치료를 시작하고 싶어한다. 그들은 치료하지 않은 채 시간만 흘러가기 때문에 자신들이 피해를 본다고 생각하고 그래서 자신들이 생각하기에 좀더 안전하다고 생각하는 치료의 길을 선택하고 싶어한다. 그렇기 때문에 환자에게 질병에 대해서 완전하게 설명할 것을 권한다. 그 다음에는 그 질병이 어떤 단계에 와 있는지를 언급한다. 이런 종류의 질병의 경우 환자가 진단시점에는 고통이 전혀 없거나 거의 없을 수 있다. 그렇지 않으면 이미 치료 징후가 시작된 것이다.

그래서 이런 상황을 설득력있게 설명해야 한다. 예를 들면 지금까지는 고통 없이 환자가 앓고 있는 질병을 치유할 수 있는 화학 요법이 존재하지 않기 때문에 있을 수 있는 부작용을 생각해서 화학 요법을 시작하지 않는 것이 좋다라고 말한다. 물론 나중에 문제가 나타난다면 화학 요법은 이 문제들을 줄여주거나 없앨 수 있다. 치유 방법이 없다는 것을 차치한다면 화학 요법은 환자에게 있어 그렇게라도 설명할 수 있는 '긍정적인' 측면이다. 그러한 조치가 특별히 그와 그의 질병을 위해 지

금 현재 상태로는 옳은 길이라는 것을 환자에게 납득시켜야만
한다. 그 다음 단계에서 환자에게 다음과 같은 정보가 제공되
어야 한다.

➡ 의미있는 치료가 되기 위해서는 어떤 일이 일어나야 하는
　지
➡ 성공 가능성에 대한 평가는 어떠한지

　이런 얘기를 해주었을 때만이 자신을 소중히 하는 차원에서
좋은 협력관계를 유지하고 정기적인 검사를 받도록 환자를 지
도할 수 있다. 환자가 질병의 위험에 대해서 잘 알지 못하면 악
화되었는데도 불구하고 너무 늦게 의사를 찾아올 수 있다. 앞
서 설명한 경우 완전하게 고지했을 때에만 성숙한 환자의 상호
협조가 가능하다. 그런 경우 앞에서 이미 확인한 바와 같이 환
자의 순응도도 높아진다.
　방금 한 말은 앞에서 언급한 두 번째 측면인 "치유요법인가
임시진정요법인가?" 하는 것과 직접적으로 관련이 있다.
　환자에게 치유요법이 가능하다면 전체적인 고지 대화와 그
중에서도 바로 이 장에서 말하는 부분이 참가자 모두에게 더
쉽다. 치유요법이 모든 환자들에게 성공적이지 않다는 것이 확
실하기 때문에 이 경우 '치유 가능성'에 대해 좀더 정확하게
선을 그어야 한다. 5년 후에 생존해 있을 가능성이 10%라고 환

자에게 말하는 것은 분명 동기를 앗아가는 일이다. 그러한 숫자를 고지 대화의 시점에 사용해야 하는지에 대해서는 분명 논란의 여지가 있다. 그러나 숫자를 언급하지도 않고도 나아갈 방향을 확실하게 보여줄 수 있는 방법이 있는데, 그것은 그밖의 모든 것을 위해 우선 치유적 측면을 분명하면서도 반복해서 부각시키는 것이다. 특히 치료의 부정적 합병증과 다른 문제가 있을 경우에는 반드시 이렇게 해야 한다.

많은 부작용이 일어날 가능성이 있다는 것을 알면서도 치유가 가능하다는 이유만으로도 많은 환자들은 그런 치료방법에 마음이 기울 수 있다. 만약 치료에 대한 강한 동기부여와 이 치료과정을 극복하겠다는 끊임없는 의지가 없다면 그 과정이 환자에게 매우 어려울 것이다.

훨씬 복잡한 경우는 선택한 치료가 단지 완화적 성격을 띨 때이다. 이런 상황을 간접적으로 설명할 수 있는 가장 좋은 방법은 환자의 문제를 가시적으로 볼 수 있거나 검사 수치를 통해서 증명할 수 있는 것과 관련시키면서 예를 들어 다음과 같이 약속을 하는 것이다.

➡ 이미 시작한 치료를 통해서 이런 문제들을 없애거나 또는 적어도 확실히 더 개선할 수 있을 거라고 약속한다.
➡ 극심한 통증이 치료를 통해 곧 사라질 것이라고 약속한다.
➡ 치료가 끝나면 환자가 집에 갈 수 있을 것이라고 약속한다.

치료가 질병의 합병증을 저지하는 데 직접적이고도 빠른 영향을 미친다는 것을 강조해야 한다. 이 시점에서 의사가 즉흥적으로 치유 가능성이 없다는 것을 표현해서는 안 된다. 오히려 암 연구 영역에서 계속해서 새로운 치료방법이 발전되고 있다는 점을 말할 수 있다.

그럼에도 불구하고 이 과정에서 환자가 용기를 내서 생존가능기간에 대한 질문을 할 경우 이를 막아서는 안 된다. 치유 가능성이 있더라도 진단 시점에서 확실하게 할 수 있는 말은 없다. 그래서 이 경우 (진단을 내릴 때 변화된 수치의 도움을 빌어서) 모든 치료를 다 해본 다음에나 비로소 의사의 관점에서 치료의 성공 가능성에 대해 말을 하고 그런 다음에 가능한 생존기간에 대해 말할 수 있게 된다는 사실을 환자에게 비교적 자세하게 언급하는 것이 좋다. 이렇게 하면 일부 환자들에게는 어쩌면 의사를 통해서 실제적인 답을 한 것처럼 비춰질 수 있다. 그래서 모든 당사자들을 위해서 사실상 확실한 발언은 치료 후에나 가능하다는 점을 강조해야 한다. 이런 대답을 또다시 나중으로 미루지 않는 것이 좋다.

그리고 나서 꼭 쓸 수밖에 없는 표현들은 불치병에 걸린 환자가 생존기간에 대해 질문할 때 사용할 수 있는 표현들과 크게 다르지 않다. 환자와 가족들에게 언어적 표현을 사용해서 확실한 시간적 영역을 언급하는 것이 좋은 것으로 입증되었다. 예를 들면 종양이 이미 진전된 단계로 접어들었거나 치료의 성과가 없을 때에는 다음과 같이 표현할 수 있다.

"이 질환의 경우 지금과 같은 양상으로 보아 몇 달이나 몇 년 후가 아니라 몇 주 후를 고려해 봐야 합니다."

결국에는 치료를 해도 또는 하지 않아도 치명적일 수밖에 없는 질병이 서서히 진행될 때 다음과 같이 말할 수 있다.

"이 질병의 경우 몇십 년 후가 아니라 몇 년 후를 고려할 수 있습니다. 물론 지금의 상태보다 더 빨리 안 좋아질 수 있습니다만 꼭 그렇지 않을 수도 있습니다."

더이상의 치료 가능성이 없이 악성질환의 말기 단계에 있는 환자의 경우 다음과 같은 문제들을 생각해 볼 수 있다.

➡ 해결해야 할 중요한 가정 문제가 있나?
➡ 경제적인 면에서 해결해야 할 문제가 있나?
➡ 살면서 개인적으로 반드시 해보려고 했던 것이 있었는가?
➡ 이 상황에 또는 자신의 직장에 대해 어떻게 생각하는가?

이런 것들이 분명할 때만이 환자는 자신과 자기 가족을 위해 중요한 결정을 내릴 수 있다.

그런 환자가 생존 가능성에 대해 질문을 하면 어떤 것도 숨겨서는 안 된다.

"당신도 이 점을 잘 알고 있겠지만 지금 이 상태에서는 수 주가 아니라 수일 내로 시간을 정리해야 합니다."

의사로서 이런 질문에 대해 예언하고 싶은 사람은 없겠지만 생존가능한 시간에 대한 중요한 질문에 대답할 때에는 당연히 의구심을 갖고 해야 한다. 그러나 이러한 의구심이 대답을 하지 않으려고 하는 것에 대한 변명이 될 수는 없다.

의학지식의 한계를 내비칠 수는 있지만 그렇다고 해서 변명을 해서는 안 된다. 더 중요한 것은 앞에서 언급한 유형의 질문에 대답한 후에는 그 다음 단계에서 시한부라는 것을 의사로서 의도적으로 전달하고 있다는 것과 의사가 이 시간 동안 환자와 함께 하고 싶다는 것을 납득시키는 일이다. 대화의 바로 이 대목에서 의사와 환자 관계는 환자에게 있어 특히 중요하다. 예후가 나쁜 환자를 마음속으로 포기했다는 인상을 결코 주어서는 안 된다.

환자에게 특히 중요한 것은 의사가 환자에게 희망을 주는 것이다. 이때 환자에 따라서 예를 들어 다음과 같은 희망을 표현할 수 있다.

➡ 치유에 대한 희망

➡ 고통 및 아픔이 개선될 것이라는 희망

➡ 개인적 고결함에 대한 희망

➡ 사회적 융화에 대한 희망

➡ 삶의 질에 대한 희망

예후가 매우 좋지 않거나 얼마 살지 못하는 환자일 경우 죽음이 어떻게 일어나고 얼마나 고통스러운지에 대해 질문하는 경우가 많다. 이런 질문들에 대해서도 정직하게 대답해야 한다. 환자가 현대의학에서 임종 전에 극심한 고통을 약으로 경감시킬 수 있는 가능성이 있다는 것을 들으면 위로가 된다. 이 점을 분명하게 언급하는 것이 좋다. 이와 관련해서 환자가 결정한다면 임종을 병원이 아닌 집에서 맞을 수 있다는 것을 언급할 수 있다. 그간 오랫동안 입원했었던 악성질환 환자들은 때로 병원 병상에서 임종을 하고 싶어하지 않는다. 이런 소원을 들어주는 것이 좋다. 병원에 있는 것이 환자에게 언제부터 더이상 도움이 되지 않는지, 집으로 가게 될 경우 환자가 얼마만큼 위태로워질 수 있는지에 대해 분간하는 것은 윤리적으로 전혀 문제가 되지 않는 의료행동에 속한다.

8. 삶의 질

죽음만큼이나 고지 대화에서 중요한 것은 치료를 했을 때 또는 치료를 하지 않았을 때 삶의 질에 대한 질문이다. 환자는 다음 달 또는 내년에 뭔가 할 수 있다는 얘기를 기대한다. 환자는 치료의 부작용과 그에 따른 시간에 대해 알고 싶어한다. 다음과 같은 사항에 대해서 얘기를 하는 것이 중요하다.

➡ 받고자 하는 치료는 어떤 부작용이 있나?

➡ 어떤 합병증을 유발할 수 있나? 이를 억제하기 위해서 어떻게 해야 하며 피할 수 없는 합병증은 무엇인가? 환자는 무엇을 할 수 있나? 이 부분에서 완전한 설명이 필요하다.

➡ 얼마나 입원해야 하나?

➡ 입원해 있는 동안 또는 집에 있을 경우 상태가 어떠한가?

➡ 정기검진을 위해 주치의를 언제 찾아가야 하나?

➡ 주치의를 찾아갈 경우 기한은 어떻게 잡아야 하나?

➡ 치료를 하지 않을 경우 어떻게 되나? 삶의 질적인 면에서 치료의 장점이 그것의 부작용보다 우세한가?

➡ 어떤 생활습관을 고쳐야 하나(식사, 음주, 수면, 운전)?

➡ 치료가 임신 또는 성생활에 어떤 영향을 미치나?

➡ 친구들과의 교제를 어떻게 조정해야 하나?

➡ 환자는 시간제로 일해도 좋은가? 그에 대해 의사는 어떤 입장인가?

앞에서 말한 모든 것들은 환자의 삶에 영향을 미치기 때문에 환자에게 있어 매우 중요하다. 의사가 이 사항들을 하나하나 정직하게 평가할 때 비로소 환자는 정말로 그의 질병, 필요한 치료, 특히 치료의 장점에 대해 좋은 인상을 가질 수 있다. 단점보다는 실보다 득이 많은 한 장점에 대해서 반복해서 얘기해 주는 것이 좋다. 물론 반대의 경우라도 삶의 질적인 면에서 볼 때 특정질환의 경우, 예를 들어 화학요법의 부작용이 예상되는 장점보다 더 많을 수 있다는 것을 숨겨서는 안 된다. 그럼에도 불구하고 환자가 치료를 고집한다면 당연히 그렇게 해야 한다. 그러나 환자가 가능성 여부를 고려해서 진정 조치만을 원한다면 의사는 이것을 자신의 능력에 대한 비판으로 간주하지 말고 환자에게서 손을 떼야 한다. 그런 환자의 결정을 존중하고 도움을 주는 것이 마땅하다.

9. 인과관계 설명 요구에 대한 재반박

고지의 이 시점쯤 되면 중요한 사안에 대해서는 이미 말했지만 모든 것을 다 말한 것은 아니다. 치료를 했을 때 또는 치료하지 않을 때의 전망에 대해서도 이미 환자에게 전달했다. 시간은 한정되어 있고 앞으로의 과정은 미리 정해져 있다. 모든 것에 대해 알게 된 지금 환자에게는 많은 의문이 생긴다. 대개 첫 질문으로 다음과 같은 질문을 던진다.

"왜 이 병이 생긴 겁니까, 무엇이 원인이죠?"

기관지암과 같은 일부 질환의 경우 의사의 관점에서 보았을 때 이와 같은 환자의 질문에 대한 설명이 가능하다. 그러나 그렇지 않은 경우 책임을 전가하거나 지금까지 환자의 생활양식을 비난해서는 안 된다. 이것은 이후의 과정에 전혀 도움이 되지 않는다.

질병의 원인에 대해서는 정확하게 과학적으로 알 수 없는 경우가 훨씬 더 많다. 그래서 고지 대화의 이 시점에서 그리고 환자가 잘 알고 있는 개별 사항을 토대로 해서 다시 인과관계 설명 요구에 대해 반박을 하는 것이 좋다. 이때 다음과 같은 두 가지 중요한 측면을 생각해야 한다.

190

➡ 자기충족 예언
➡ 우연 또는 인과 관계

일부 환자들은 이미 오래전부터 이 병에 걸릴 수밖에 없었다고 생각한다. 심지어 증상이 생기면서 또는 결국 고지 대화라는 것을 확실히 알면서 오래전부터 생각했었던 것이 사실로 나타난 것이라고 생각한다. 이런 사고의 구조에 의사는 이의를 제기하는 것이 좋다. 환자가 과거에서부터 개별적인 사안들을 끄집어내면서 이것들을 병이 걸리게 된 탓으로 돌리는 것은 도움이 되지 않는다. 오히려 방향이 의사에 의해서 오히려 미래로 맞추어져야 한다. 우연과 인과관계를 혼동할 수 있기 때문에 그가 생각하는 질병 모델이 맞지 않을 수 있다는 것을 환자에게 분명하게 인식시키기 위해서 다음과 같이 의식적으로 이해하기 힘든 예를 들어 설명할 수밖에 없다.

"잘못된 예이긴 하지만, 백혈병이 발병한 것을 작년 겨울 마로르카 섬에 있었던 것이나 치약을 바꾼 것과 관련이 있다고 생각해서는 안 됩니다."

"분명히 말해서, 췌장암 발병의 원인을 밝히려고 할 필요는 없습니다. 잘못된 예이긴 하지만 당신이 좋아하는 음식이 폼프리트를 곁들인 카레소시지라는 것과는 무관합니다."

고지 대화라는 점을 진지하게 고려해 볼 때 이런 표현을 사용하도록 제안하는 것이 부적절하게 보일 수 있다. 그러나 병원에서의 경험에 의하면 해당 환자와 그 가족들이 이보다 더 있을 법하지 않은 인과관계들을 생각해 내는 경우가 많다. 이

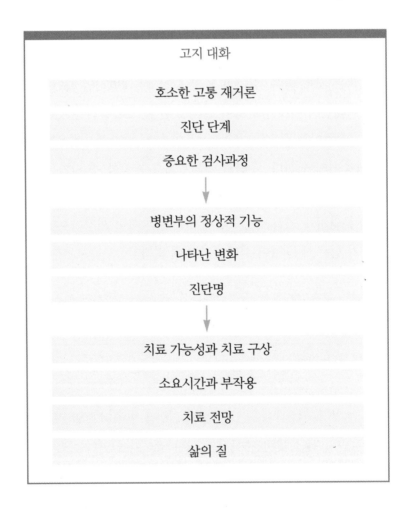

것들은 앞으로 있을 치료에 전혀 도움이 안 될 뿐만 아니라 환자로 하여금 '왜'라는 질문에 대해 계속해서 골똘하게 생각하는 데 몰두하게 할 수 있기 때문에 의사는 고지 대화의 이 시점에서 이 점을 적극적으로 거론해서 바로잡을 필요가 있다. 다

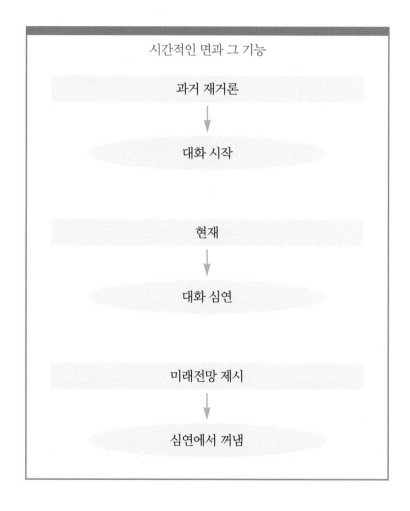

시간적인 면과 그 기능

과거 재거론

↓

대화 시작

현재

↓

대화 심연

미래전망 제시

↓

심연에서 꺼냄

음과 같이 조용하게 반응할 수도 있다.

"부탁하건데 제발 지금은 어떤 것이라도 그 병의 원인을 찾으려고 하지 마세요. 우리 의사들이 그 원인을 이미 오래 전부터 찾고 있지만 지금까지 밝혀진 것은 아무것도 없습니다."

"당신이 지금 그 병에 대한 원인을 묻는다면 아쉽게도 당신에게 확실하게 드릴 수 있는 말은 현대의학의 발전에도 불구하고 그 원인이 아직까지 알려져 있지 않다는 것입니다."

10. 의사의 요약

대화가 끝날 무렵 병력을 조회할 때와 마찬가지로 의사는 자신의 입장에서 정리를 해주는 것이 좋다. 요약하는 것은 결국 일반적인 것으로 다시 돌아가는 것이지만 방금 전달했던 개별 사항들과 관련지을 수 있다. 그렇게 함으로써 대화를 처음 시작할 때와는 다른 차원에서 전반적으로 서술하는 것이 가능해 진다.

요약할 때 다음과 같은 하위 사항들을 하나하나 간단하게 다시 언급한다.

➡ 처음의 고통
➡ 진단의 과정
➡ 진단(명칭)
➡ 치료 구상
➡ 부작용
➡ 치료 및 처치의 성공 가능성
➡ 삶의 질

의사가 요약을 해준 후에는 환자에게 다시 질문할 것을 요청한다. 대화의 구성상 현 시점에서 의사가 고지에 대한 의무를 매우 진지하게 받아들이며 따라서 진실을 말한다는 것이 확실해진 후에는 늦어도 이 대목에서 다음과 같이 원칙적인 진술을 할 수 있다.

"전 당신이 하는 모든 질문에 솔직하게 대답할 것입니다. 어떠한 경우라도 진실을 말하고 그것을 당신에게 자세하게 설명할 것입니다. 어떤 질문이든지 숨기지 않고 제가 아는 범위 내에서 모두 말할 것이라고 생각하셔도 좋습니다."

11. 의사의 역할

대화가 끝날 무렵 모든 참가자들은 향후 인간관계에 대해 알아야 한다. 의사는 앞으로의 치료나 검사 날짜에 있어서 자신의 역할에 대해 설명하거나 미래에 환자를 담당하게 될 동료가 있다면 그를 환자에게 소개해야 한다.

특히 중요한 것은 의사와 환자 관계에 있어서 어떠한 단절도 있어서는 안 된다는 것이다. 환자는 고지했던 의사만이 자신의 질병에 대해 잘 알고 있다고 생각할 수 있다. 반드시 그런 것은 아니다. 그럼에도 불구하고 많은 환자들은 고지 대화를 주도했던 의사에게 매우 의존적인데 이것은 이해가 간다. 그래서 당연히 환자들은 이 의사에게 계속 치료받을 수 있다는 말도 기대한다.

따라서 의사는 이에 대해 대답할 때 앞으로 함께 할 것으로 예상되지만 불가피하거나 예측하기 어려운 일이 있을 수도 있다는 것을 암시할 수 있다. 환자에게 의사와 의학의 한계를 있는 그대로 직시하도록 요구하는 것이 좋다.

12. 기타 질문 – 환자의 메모지

의사는 다시 환자에게 지금까지 들었던 것과 관련해서 질문을 하도록 요구해야 한다. 환자가 다음 대화시에 '준비해서' 자신의 문제들을 말로 표현할 수 있을 때 이후로도 의사와 환자 간 신뢰관계가 구축된다. 그래서 다음 내원 시 흥분해서 잊어버리지 않게 하기 위해서 생각나는 질문들을 그때그때 메모지에 적으라고 충고하는 것이 좋다. 그러한 요구를 특히 가족들에게도 하는 것이 좋다.

13. 작별

더이상 다른 질문이 없으면 마지막으로 다음 중요한 과정에 대해 협의하고 진료예약 날짜를 정해야 한다. 이것은 3개월 후에 외래 진료 날짜를 정할 때와 마찬가지로 치료를 한 시간 후에 시작하기로 되어 있다 하더라도 지켜져야 한다. 환자는 그러한 시간에 대한 언급을 자신에게 '생존보장 선언'으로 긍정적으로 해석할 수 있기 때문이다. 의사 · 환자 관계가 재개되는 시점을 일정한 날짜로 정할 때에만 환자는 의학적 치료가 지속

된다는 것을 확신할 수 있다. 의사는 다음과 같이 악수를 청하면서 작별 인사를 할 수가 있다.

"6월 15일 피검사 때 다시 봅시다. 그 전에 무슨 일이 있으면 연락하세요. 안녕히 가세요."

"잠시후에 뵙죠. 14시 경에 다시 와서 첫 주사를 놓겠습니다. 그 전이라도 질문이 있으면 말해도 좋습니다."

환자가 방을 나설 때까지 환자에게 온전하게 집중해야 한다. 환자가 문을 열고 나갈 때 벌써 다른 서류로 시선을 돌리는 일은 해서는 안 된다. 자칫 잘못하면 고지 대화를 잘 하고도 마지막에 단절이 생길 수 있다.

요약

오늘날 진단학 영역에서 의학의 기계화로 인해 검사수치와 다른 기술적 문제들이 점점 더 많아진다. 치료에 있어서도 새로운 치료 방법들이 많다. 이것은 의사에게 있어 점점 방법들을 배우고 그것의 결과를 중요하게 생각한다는 것을 의미한다. 그리고 환자에게 있어서는 진단할 때뿐만 아니라 치료할 때에도 고지의 필요성이 있다는 것을 의미한다.

이 책에서는 환자의 협조에 달려 있는 환자 중심의 의학을 위해 솔직한 고지전략을 구사할 것을 권한다. 그러기 위해서는 의사는 고지 대화에서 진실하고 솔직할 필요가 있다. 환자에게 중요한 정보를 숨기려고 해서는 안 된다. 오히려 지금까지 행해진 '고지'에 관한 연구 결과를 보면 의사와 환자 간의 솔직한 대화가 앞으로 치료에서의 협력 관계를 위해서 유리하다는 것이 밝혀졌다.

양측 모두에게 견딜 수 있으면서 성과가 있는 고지 대화를 하는 법을 의학에서 가르치지 않는다. 이 장에서는 얼마 되지 않는 기존의 연구 결과와 필자의 생각에 근거해서 특히 악성질환과 관련해서 고지 대화 전략에 대해 설명하였다.

이것은 의사가 시간적 조건과 공간적 조건을 고려해서 일정한 방식으로 적용해야 한다. 이때 환자의 과거에서부터 알려진 문제와 관련시키는 것이 좋다.

그 이후의 과정은 다음과 같은 것들을 주제로 해서 나선구조의 논증 형식을 따르면 된다.

➡ 출발점으로서 병변부의 '정상적인 상태'
➡ '변화된 것'과 이전의 정상적인 것과의 대략적 관계
➡ 병변부에 대한 비교적 정확한 언급

➡ 질병명과 그 용어에 대한 설명

➡ 가능한 치료에 대한 설명

➡ 치료와 그 성공 가능성에 대한 평가

➡ 삶의 질에 대한 설명

➡ 의사와 환자의 미래 관계에 대한 약술

악성질환의 경우 이런 식으로 구성된 고지 대화는 모든 고지의 기본으로서 간주될 수 있다. 주제에 적합한 규정 사항들과 함께 고정되어 있는 것처럼 보이는 표준안에 익숙해지면 의사는 다음 단계에서 그리고 모든 시점에 탄력있게 적용할 수 있게 된다. 의사는 악성질환을 앓고 있는 환자에게 근거 있는 희망을 주고자 하는 목적을 잊지 말아야 한다.

환자에게 사실 그대로 고지할 때 장기적으로 신뢰할 수 있는 의사와 환자 관계가 가능해진다.

사망원인 1위 '암' 어떻게 알리십니까?

의사 : "내시경 결과에 대해 말씀드리겠습니다. 위암이 의심되는데요, 어느 정도 진행된 것 같습니다."

보호자 : "암이 진행된 거라면 아주 안 좋은 거 아닌가요?"

의사 : "진행여부는 CT 촬영 등 검사를 해봐야 알 수 있습니다. 그런데 환자분께도 이 사실을 알려야 할 텐데요."

보호자 : "남편에게는 알리지 말아주세요. 암이란 걸 알면 충격을 받을 거예요."

매일 전국 병원에서 328명(1일 평균 암 발병수)의 환자 가족과 암 진단을 내린 의사 사이에 벌어지는 일반적인 대화다. 특히 우리나라에서는 환자가 암으로 진단받으면 그 가족들이 환자에게 사실을 숨기기를 원하는 경우가 많다.

이런 경우 대부분의 의사들은 환자에게 알려야 한다며 가족들을 설득하지만 간혹 가족들의 강력한 요구에 부딪혀 미처 알리지 못한 채 치료를 시작하는 경우도 있다. 심지어 가족의 요구로 환자가 임종할 때까지 환자에게 병명을 밝히지 않고 다른 병명을 말하거나 실제로 말기 암 환자에게 '초기 암'이라고 속이는 경우도 있다. 과연 이같은 의사와 가족들의 행위는 윤리적·법적으로 문제가 없을까.

최근 대한의료커뮤니케이션학회에서는 고려대 의대 가정의학교실의 최윤선·홍정익 교수가 증례보고를 통해 이같은 주제('암 진단 알리기')를 다뤘다. 최윤선 교수는 "미국이나 일본과 달리 한국은 아직 환자에게 암 진단과 같은 나쁜 소식 전하기에 대해 교육과 수련이 부족하다"면서 "향후 이에 대한 한국 실정에 맞는 기준 정립이 필요하다"

고 강조했다.

◇ **환자보다 가족 선호하는 한국** = 한국인의 사망원인 1위인 암. 연간 암 발생 약 12만명, 암으로 인한 사망 6만명, 사회적 비용 5조5,300억원에 달하는 것으로 추산된다. 이같은 수치상의 문제 외에도 암을 발견한 의사와 환자, 그리고 가족 간에 '나쁜 소식 알리기'를 둘러싼 갈등과 고뇌 역시 상당한 수준이라는 게 전문가들의 한결같은 설명이다. 최 교수는 "가족 중에서 암과 같은 중환자가 발생하게 되면 의사와 환자, 환자와 환자의 가족, 의사와 환자의 가족 등 모든 측면에서 심각한 스트레스가 발생하게 되고, 의사는 이러한 스트레스에 적절하게 대처할 수 있도록 중재할 수 있어야 한다"고 강조했다.

최 교수에 따르면 암 환자에게 진실을 알리는 것은 미국과 북유럽 등의 선진국에서는 이미 합의가 돼 있지만, 남부 유럽과 동유럽의 의사들은 여전히 가족들에게 우선 말하는 것을 선호한다. 또한 개발도상국들과 후진국들에서도 환자가 아닌 가족들에게 진실을 알리는 경우가 흔하다. 이들 국가의 경우 의사들이 가족주의적인 접근을 선호하고, 비록 근거는 없지만 나쁜 소식에 대해 환자가 감정적으로 제대로 적응하지 못할 것이라고 생각하는 측면이 작용하고 있다.

한국 역시 별반 다르지 않다. 최 교수는 "우리나라도 역시 나쁜 소식을 환자에게 직접 그것도 가장 먼저 전달하는 것에 대해 상당히 불편하며 가족과 먼저 접촉을 하는 경우도 많다"면서 "그러나 최근 보고에 의하면 한국에서도 환자에게 암 진단과 같이 나쁜 소식을 솔직하게 알리는 경향이 급격히 증가하고 있다"고 소개했다. 그 원인으로 암 사망률 감소, 암에 대한 수동적 자세의 감소, 치료 결정에서의 환자의 권리 증가 등을 꼽았다.

◇ **미국, 질병 알리기 윤리·법적 강제** = 그동안 환자와 가족에게 암이라는 병명을 알리는 방법에 대해서는 많은 논란이 있어왔다. 전통적으로는 환자와 가족들에게 순차적으로 알려서 그들에게 대처할 능력이 생길 시간을 주어야 한다는 것.

하지만 최근에는 이러한 나쁜 소식 알리기는 환자의 증상 등에 상관없이 검사가 진행되는 각 단계마다 환자에게 직접적으로 암의 가능성을 거론하면서 진단결과에 대해 설명하도록 권고하고 있다. 특히 미국에서는 환자에게 비록 부정적인 효과가 예상되더라도 환자의 질병과 치료에 대한 의학적인 정보를 숨기지 못하도록 윤리적·법적으로 강제돼 있다.

일본과 미국의 '암 진단 알리기 권안'을 보면 일본은 '가능하면 환자에게', 미국은 '원하면 환자에게'로 전달 대상을 환자 중심으로 두고 있고, "환자에게 어떤 수준까지 알고 싶은지를 확인하고 거기까지만 말한다" "더이상 해줄 게 없다는 말을 하지 말 것" "의학용어 사용은 삼간다" 등 세부적인 주의사항까지 담고 있다. 하지만 한국에는 아직 환자에게 나쁜 소식을 전하는 데 대한 어떤 기준이나 합의가 정립돼 있지 않은 상태다.

최 교수는 "진실을 말하는 것이 암 치료의 첫 단계이며 현대의 의학적 치료에서 기본적인 것으로 간주되고 있다"면서 "환자가 단지 고령이기 때문에 의사가 암 진단을 알리는 것을 주저한다든지, 환자가 나쁜 결과를 통보받는 것이 언제나 정신적인 위해를 초래할 것이라는 생각은 근거가 없다"고 말했다.

◇ **윤리상담사, 의사−환자 대화 필요** = 가톨릭의대 이일학 연구강사(인문사회의학)는 "간혹 의사들은 가족 동의만 받고 가족이 환자에게 암 발병 사실을 전달하는 데 관심을 갖지 않거나, 보호자에게 지나치게 의

존하는 경향이 있다"면서 "물론 이같은 결과는 의사들이 환자에게 직접 나쁜 소식을 전했을 때 받는 스트레스와 전달방법 등에서 오는 고통 탓도 크다"고 말했다.

실제로 한 연구결과에 따르면 의사들의 스트레스는 환자와 그 가족들에게 나쁜 소식을 전달하는 순간에 절정을 이루며 이후 소식을 전달받은 환자와 가족들의 스트레스가 증가하는 것과 반대로 의사들의 스트레스는 급격히 줄어든다. 최윤선 교수 역시 "나쁜 소식을 전달하는 방법에 대해 교육을 받거나, 적절한 대처방법을 찾음으로써 스트레스를 극복할 수 있다"고 설명했다.

최근 일부에서 양성되고 있는 윤리상담사도 하나의 대안으로 떠오르고 있다. 이일학 강사는 "나쁜 소식을 알리는 방법, 환자와 환자가족 간의 심리상담, 이를 전달해야 하는 의사들의 고충상담 등 윤리상담사의 역할이 필요한 것은 사실"이라며 "근본적으로는 의사들이 환자에게 나쁜 소식을 전달할 수 있는 충분한 시간을 확보할 수 있는 의료 시스템을 갖추는 것"이라고 말했다.

– 메디컬투데이 2007년 9월 11일 김태형 기자

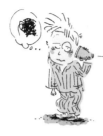

제7장

퇴원 대화

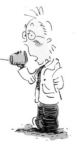

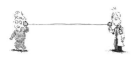

지금까지 입원 후의 병력조회 대화, 회진 대화, 고지 대화에
대해서 설명을 했다. 이 세 가지 대화들은 의사와 환자에게 중
요한 의미가 있다. 질문을 통해서 환자에 대한 첫 번째 자료와
진술을 확보하며, 진단과 치료를 확인하고, 이에 대해서 설명
한다. 환자가 퇴원할 경우 퇴원하는 날 의사와 환자 간에 퇴원
대화가 있다.

이런 대화들은 대개 매우 짧기 때문에 이때 비교적 큰 문제
들에 대해 논의하지 않는 것이 일반적이다. 그러나 이런 대화
에서도 불변의 규칙을 지키고 일정한 사항들에 대해 말하는 것
은 매우 중요할 뿐만 아니라 필요하다.

1. 장소, 시간, 참가자

환자가 퇴원하기 전에 하는 퇴원 대화는 고지 대화와 마찬가
지로 진료실에서 하는 것이 좋다. 가장 좋은 시간은 퇴원 전날
이다. 그 이유는 다음과 같다.

➡ 퇴원하기 전날까지도 앞으로의 치료를 위해 중요한 의미를 지닐 수 있는 중요한 정보가 더 나타날 수 있기 때문이다.

➡ 때로 있는 일로 환자가 퇴원할 때가 가까워지면서 그때 비로소 생각나는 질문을 할 수 있기 때문이다.

➡ 환자는 회진하는 동안 또는 일상적 회진이 시작되기 전에 퇴원할 수 있기 때문이다.

➡ 환자가 오전에 퇴원할 수 있기 때문이다.

➡ 퇴원 대화를 퇴원 전날로 정함으로써 의사가 환자를 언제 퇴원시키려고 하는지 확실하게 알려줄 수 있기 때문이다.

퇴원 대화는 보통 15분 이상을 넘지 않는 것이 일반적이다.

퇴원 대화의 참가자로 의사와 환자는 물론이고 나중에 간호받게 되거나 의지하게 될지도 모르는 사람들까지 고려할 수 있다.

➡ 배우자 및 자녀
➡ 교구 간호사
➡ 사회복지사
➡ 재활치료사
➡ 외래의

2. 대화의 구조와 주제

인사 차례 후에 의사는 환자에게 의사의 입장에서 보았을 때 이 대화에서 마지막으로 더 설명하거나 해명해야 할 것이 있으면 이에 대해서 간단하게 설명해야 한다. 그 후에 다음과 같은 점에 대해서 하나하나 얘기한다.

➡ 진단
➡ 진단의 근거
➡ 이로 인해서 입원해 있는 동안 어떤 영향이 있었나?
➡ 환자가 이제 집에서 무엇을 해야 하나?
➡ 의사의 관점에서 볼 때 어떤 문제가 생길 수 있나?
➡ 어떤 약이나 다른 치료 조치(체조, 흡입, 마사지)가 필요한가?
➡ 약 하나하나는 어디에 도움이 되는가?
➡ 약은 언제 먹어야 하나?(이에 대해서는 쉽게 읽을 수 있게 글로 작성한 계획안을 준다)
➡ 약을 어떻게 사용해야 하나?(알약, 물약, 좌약 등)
➡ 환자는 처방된 약(처방전을 주거나 주치의에게 의뢰한다)을 어떻게 얻나?
➡ 지금까지의 결과와 필요한 치료에 대해 주치의에게 어떻게

알릴 것인가?(짧은 소견서를 준다) 상세한 소견서는 언제 주
치의가 받아볼 수 있는가?

➡ 경우에 따라서는 환자나 주치의가 질문이 있을 경우 병동
의사에게 어떻게 연락할 수 있는가?

➡ 다시 입원할 가능성은 있는가?

➡ 다음 진료 날짜를 확실하게 정할 수 있는가?

➡ 의사로서 환자와의 관계를 다시 유지할 생각이 있는가? 어
떤 상황에서 이것이 가능한가?

위에서 언급한 사항들에 대해 일일이 신경을 써준다면 환자
는 환경 변화에 대비해 잘 준비할 수 있다. 새로운 환경에 대한
불안감이 감소되거나 없어진다. 또한 환자가 다시 찾은 자유로
의 도약에 대해 잘 알게 하기 위해서 이 시점에서 환자에게 질
문하게 할 필요가 있다.

퇴원 대화의 마지막에 의사는 지금까지 잘 협력해 준 것에
대해서 환자를 칭찬해 주는 것이 좋다. 입원했던 긴 시간은 환
자에게 많은 인내와 고통 극복의 노력, 같은 병실에 있는 다른
환자에의 적응, 일부 인생관의 새로운 방향 조정을 요구한다.
그럼에도 불구하고 예측할 수 없었던 입원기간으로 인해서 자
기 나름대로 그 상황에 대처하기 위해서 노력하는 환자의 모습
은 의사에게 매우 긍정적으로 비춰진다. 이를 통해서 다음과
같은 효과가 있다.

➡ 환자는 의사가 얼마나 자신의 모습을 관찰하고 인정하는지
를 깨달을 수 있다.

➡ 의사로부터 칭찬을 들은 환자는 앞으로의 의료진찰에 대한
확신을 얻는다.

➡ 좋은 의사와 환자 관계가 두 사람 모두의 의지와 고투(진
력)에 달려 있다는 것을 환자는 확실하게 알게 된다.

퇴원 대화 마지막에 환자에게 지지를 보내는 것이 좋다. 그
러면서 이어서 다시 다음과 같은 사항을 고려한다.

➡ 환자에게 또다른 질문이 있는지?

➡ 병원에 다시 와야 하는지, 그렇다면 언제?

➡ 작별의례

퇴원 대화의 대화 구성과 내용에 관련해서 이 몇 안 되는 규
칙들에 신경을 쓴다면 앞으로 더 나은 의사와 환자 간 커뮤니
케이션을 기대해도 좋다. 또한 이 마지막 인상이 앞으로의 파
트너간의 신뢰관계를 결정짓는다.

원활한 의사소통을 위한 논리적 말하기와 전달

진정 환자와 원활한 커뮤니케이션을 이룰 수 있는 논리적 말하기는 무엇이며 어떻게 이야기하는 것일까? 병원에서의 논리적 말하기란 서론, 본론, 결론이 명확한 법정에서의 말하기와는 좀 다르다. 즉 의사와 환자가 그 순간 서로 의미를 공유하며 원활한 커뮤니케이션을 이룬다면 그것이 바로 논리적 말하기인 것이다.

논리적 말하기를 음식에 비유하면, 전달력을 높이는 탄탄한 기본 말하기 그릇에 실제 메시지를 먹음직스럽게 담아내는 것과 같다. 전달력을 좌우하는 기본 말하기 그릇인 정확한 발음, 적절한 말의 속도, 편안한 목소리와 크기, 억양과 톤 등을 잡고 우리 생각의 표현 즉 말을 하는 목적을 담은 실제 메시지를 담아낸다.

그러나 흔히 논리적 말하기라 하면 많은 사람들이 자신이 전하고자 하는 메시지만을 생각하며 그것을 담는 그릇을 간과하는 경우가 많다. 분명한 것은 실제 메시지가 좋아도 그것을 담는 말하기 그릇 자체가 부실하면 내용이 정확히 전달되지 않는다는 것. 메시지 자체가 무용지물이 될 수 있다는 것이다. 그러므로 논리적 메시지를 만드는 것과 동시에 전달력 있는 탄탄한 말하기 그릇 만들기에도 신경을 써야 한다. 그래서 지금부터 전달력 있는 말하기 그릇과 논리적 메시지를 만드는 효과적인 방법을 공개하려고 한다.

우선 전달력을 좌우하는 첫 번째 요소인 정확한 발음은 정확한 입모양에서 비롯된다. 실제 발음이 부정확한 사람들을 보면 대다수가 입을 정확히 벌리지 않고 웅얼거리며 말하는 것을 볼 수 있다. 그러므로 평소 내가 발음이 부정확하다고 생각되거나 환자가 내 말을 못 알아듣고 되묻는 경우가 많다면 (아 -에 -이 -오 -우) 기본 5모음을 입을 크게 벌려 수시로 연습함과 동시에 말을 할 때 의식적으로 발음에 맞는 입모양을 잡아 소리 내도록 한다. 분명 발음이 놀라울 만큼 정확해질 것이다.

다음으로는 메시지의 신뢰도를 좌우하는 말의 속도다. 병원에 가보면 의외로 말의 속도가 빠른 의사들을 많이 보는데, 말의 속도가 빠르면 환자는 일단 내용 자체를 알아듣기 힘들고 나아가 말을 하는 의사에게도 신뢰가 떨어진다. 그러므로 자신의 품격을 높이고 말에 힘을 싣기 위해서는 가급적 천천히 또박또박 말하는 연습을 해야 한다. 효과적인 방법으로 신문이나 인터넷 뉴스 등을 띄어쓰기를 정확히 지키며 또박또박 소리내어 읽는 것을 권하고 싶다.

아울러 목소리 크기와 톤도 중요한데 "잘한다"는 말도 그 뉘앙스에 따라 정말 잘하는 것으로도, 잘못한 것을 기분 나쁘게 비꼬는 것으로도 들릴 수 있기 때문이다. 혹 매번 환자에게 또 그 보호자에게 명령하고 지시하듯 말하고 있지는 않은가. '의사 선생님이 불친절하다' '차갑다' 등의 이야기를 단 한 번이라도 들은 적이 있다면 먼저 나의 말투와 톤, 어조 등을 반성하자. 내 목소리가 실제 나의 마음과 달리 격앙되었거나 거칠지는 않았는지, 나도 모르게 순간적으로 톤이 올라가서 환자의 감정을 상하게 하지는 않았는지 말이다.

또 내가 말을 할 때 습관적으로 말끝을 흐린다면 반드시 말끝을 정확하게 맺는 습관도 길러야 한다. 말을 하면서 말끝을 흐리는 것은 단순히 말끝을 흐리는 사실을 넘어 내용의 의미 파악에 혼돈을 줄 수 있다. 특히 우리나라 말은 말끝 즉 서술어 부분에서 의미가 '- 하다' '- 하지 않다' '좋다' '좋지 않다' 식으로 결정되는 경우가 많으므로 의지를 나타내는 서술어 부분은 힘들더라도 명료하게 마무리 짓자.

지금까지 다룬 이러한 언어적 커뮤니케이션(발음, 속도, 목소리 등)에 더해 비언어적 커뮤니케이션 요소들(시선과 표정, 자세 등)도 환자와의 원활한 커뮤니케이션을 이루는 데 매우 중요하다. 의사가 환자와 대화하면서 다른 곳을 쳐다본다거나 환자와 눈을 잘 맞추지 못하고 자주 시선을 피한다면, 환자는 의사가 성의가 없다고 생각하거나 '내가 무슨 중병에 걸렸나?' 오해할 수도 있다.

특히 얼굴 표정은 무슨 일이 있어도 반드시 말의 내용과 함께 가야 한다. 말의 내용은 긍정적인 데 반해 표정이 어둡다면 대다수의 사람들은 말보다 표정을 먼저 믿기 때문. 아울러 단순히 내가 묵묵히 잘 듣고 있다고 해서 환자의 이야기를 잘 듣고 있다고 생각하면 오산이다. 커뮤니케이션은 '너와 나의 의미공유'인 만큼 내가 잘 듣고 있다는 것을 어떠한 방식으로든 적극적으로 표현하고 상대에게 전해야 한다. 이렇게 탄탄한 기본 말하기 그릇이 만들어졌다면 다음으로는 그 그릇 안에 담아낼 실제 메시지(논리적 말하기)다.

커뮤니케이션은 듣는 사람에게 어떻게 전달되는지가 가장 중요하기에 핵심을 명확하고 알기 쉽게 전달하는 기술이 특히 더 필요하다는 것을 경험했을 것이다. 환자에게 내가 말하고자 하는 내용을 단도직입적으로 전달하는 것, 결론 및 근거를 얼마나 쉽게 이해시키느냐가 핵심임을 기억하고 평소부터 '핵심이 무엇인지' 생각을 정리해서 말하는 습관을 길러보자.

결론을 명확하게 전달하는 가장 손쉬운 방법은 가급적 메시지 핵심을 앞에 두는 두괄식 말하기를 하는 것과 문장을 되도록 단문으로 만드는 것이다. 한 문장에 접속사가 두 번 이상을 넘지 않도록 주의하며 주어와 서술어 간격을 가까이 둔다면 전하고자 하는 핵심을 전달하는 게 쉬워진다. 흔히 말을 하면서 하나의 문장이 길어져서 횡설수설해지고 결론도 맺기가 힘들어져 말끝을 흐리는 경우가 많다.

또 말을 할 때는 딱딱한 문어체가 아닌 이해하기 쉬운 구어체로 하고, 적시적소에 적절한 수사로 메시지에 힘을 넣어 상대의 눈앞에 그려지

듯 말한다면 효과적이다. 환자에게 수술을 권하면서도 수술 후의 결과를 환자의 눈앞에 그려질 만큼 생생히 이야기하면 성공.

우리가 어린 시절 읽었던 '해와 바람' 이야기를 기억하는가? 결국 길가는 나그네의 옷을 벗긴 것은, 거세고 차가운 바람이 아닌 따스한 햇볕이었다는 것 말이다. 다양한 환자들에게 존경받는 의사, 신뢰받는 의사가 되기 위해서는 의사로서의 권위의 힘이 아닌 인간적인 따스함을 바탕으로 진정한 이해와 공감대를 형성해야 한다.

그래서 진정 유능한 의사는 기능적 전문적 능력(전문의), 경영능력(실제 병원 운영능력)과 함께 인간적인 능력까지 겸비해야 하는 것이다. 특히 인간의 생명을 다루는 의사의 말 한마디는 환자를 살리기도 하고 또 죽이기도 하는 큰 힘을 갖고 있다는 것을 늘 명심하고 가급적 부정적인 언어가 아닌 희망의 언어, 긍정의 언어로 환자들에게 힘을 북돋아 주어야 한다.

의사의 따스함과 친절에서 나오는 '따뜻한 카리스마' 야말로 진정으로 환자의 이해와 공감을 얻어, 병원을 성공적으로 발전시킬 수 있기 때문이다.

– 의사신문 2007년 9월 17일자 커뮤니케이션 전문가 이혜범의 글 중에서

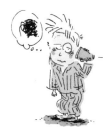

제8장

전체적인

요약과 전망

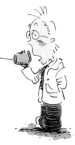

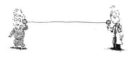

이 책은 의사와 환자 간 의사소통을 방해하는 것이 무엇인가에서 출발하였다. 다음과 같은 점들이 여기에 해당된다.

➡ 새로운 기술적 처치, 특별한 검사, 검사실에서 나온 자료들로 인해서 처치하는 의사와 환자 간에 서로 직접적으로 접촉할 시간이 많지 않다.
➡ 의사와 환자 대화의 비대칭성이 의학의 세분화 그리고 의사들의 전공 중심의 자격취득과 표현법으로 인해서 더 악화된다.
➡ 과학적 발전에 발맞추어서 의학공부가 더 자연과학화됨으로써 의사와 환자 간의 쌍방향 대화를 위한 언어적 능력을 습득하고 연습할 수 있는 기회가 없다.

지금까지의 연구문헌들을 분석한 결과 의사와 환자 간 대화 영역과 관련해서 일부 측면에 대한 연구가 있었을 뿐 그것도 주로 언어학적 중심으로 이루어졌다. 또한 일부 연구들은 경험적·통계적 자료에 근거하고 있으나 언어행위 개선을 위한 제안이나 구상을 제시하지 못한 채 본질적으로 기술적인 상태에 머물러 있다. 즉 전공을 초월한 명확한 내용과 실행 가능한 조언들이 빠져 있다.

그래서 이 책은 의사와 환자 커뮤니케이션을 위한 새로운 길을 제시하고 의료화법을 위해 포괄적인 제안을 하는 데 그 목적이 있다. 이를 위해 여러 장으로 나누어서 병력조회, 회진, 환자 고지, 퇴원대화시에 있어 여러가지 일상적 커뮤니케이션 상황에 대해서 설명했다. 이 네 가지 대화유형을 변화 있게 적용할 수 있는 명확한 구상들을 제시하였다. 이 구조들은 이 네 가지 영역과 관련된 병원의 실제 일상의 예들과 함께 설명되었는데 이 예들은 지금까지 의료면담에 익숙하지 않은 의사에게 직업 활동을 위해 도움이 될 것이다. 이때 의사와 환자 간의 대화를 위해서 포괄적이면서도 일반적으로 중요한 것들을 강조하였다.

병력조회는 대개 의사와 환자 간의 첫 번째 만남이다. 필수적인 구조가 있다 하더라도 병력조회는 의사에 의해서 대화로서 만들어지는 것이 좋다. 이렇게 융통성 있게 대화하려면 의사는 질문하면서 동시에 갈겨쓰는 것을 포기하고 변화를 주면서 질문해야 한다. 환자의 과거와 관련된 세부사항에 대한 필수적이고 정보습득 성격의 보충적 질문 이외에 좀더 자세한 대답을 허용하는 개방적 질문도 필요하다. 병력조회 마지막에 그리고 신체검사 후에 의사는 진단 가설을 발전시키고 그 이후의 진단 단계와 경우에 따라서는 치료 단계에 대해서 설명을 한다. 그렇게 구조화했을 때 병력대화는 치료적 기능을 하면서 이후의 의사와 환자 관계를 위한 견고한 토대를 마련할 수 있다.

회진은 대부분의 환자에게 있어 병동의사와의 가장 중요한 대화 가능성을 제공한다. 의사와 환자 간 대화가 다른 요인들에 의해 지장받지 않게 하기 위해서는 복도에서의 스탭회진과 입원실에서의 환자 대화를 엄격하게 구분해야 한다. 그렇게 될 때 회진을 주도하는 의사는 대화의 중심축을 의사와 환자 간에 둘 수 있으며, 이로써 다방향적인 대화나 환자에 대한 '끼리끼리의 대화'를 피할 수 있다.

모든 회진 대화에서 일정한 언어적 의례를 지키는 것이 좋은데, 이런 의례는 특히 비대칭적 대화 상황으로 열세에 있는 환자에게 안정감을 주고 불안감을 해소시킨다. 만남 의례와 작별 의례뿐만 아니라 사적인 영역 개입을 위한 의례가 여기에 속한다. 또한 환자에게 자신과 관련된 문제에 대해 질문을 하도록 요구해야 한다. 이런 의례는 대개 의사에 의해서 도입되는 작별차례가 시작될 때 하는 것이 좋다. 그밖에 특히 환자가 인간적으로 의사에게 다가갈 수 있게 하는 공감 의례는 의사와 환자 관계를 위한 중요한 안정장치가 되기 때문에 중요하다. 회진은 물론이고 병력조회에서 중요한 것은 의사의 적극적 경청이다. 의사는 언어적뿐만 아니라 비언어적으로도 환자와의 관계를 유지하고 환자의 사고과정을 따라가려고 노력해야 한다. 환자가 말한 것을 서둘러서 해석하지 말아야 하며 그와 관련된 후속 질문을 함으로써 오히려 환자로 하여금 이야기하도록 하는 것이 좋다.

고지 대화는 특히 악성질환일 경우 의사나 환자 모두에게 매우 고통스럽다. 의사가 '대화 주도자로서' 명확한 내용 구상을 하고 이를 따르는 것이 두 사람 모두에게 도움이 되고 대화가 성공하는 데 도움이 된다. 고지 대화는 의사의 처치를 받게 만들었던 환자의 육체적 고통에서부터 시작된다. 그렇게 한 후에 그 다음 대화 단계에서 의사는 일반적인 것에서 출발해서 병변부의 정상적인 기능에 대해서 설명한다. 그러고 나서 개별 사안에 존재하는 악성 변화에 대해 말한 후에 진단명을 말한다. 의사는 환자에게 앞으로의 과정에서 치료의 가능성, 그의 예후, 삶의 질에 대해서 설명함으로써 대화의 이런 심리적 '심연'에서 벗어날 수 있다. 이때 주어진 가능성들에 대해서 현실적인 평가를 내리는 것은 물론이고 치료에 대한 믿음을 주어야 하며 치유가 불가능한 경우 적어도 개선에 대한 희망을 전달해야 한다. 앞으로 함께 한다는 것과 주기적으로 관찰하고 치료할 것이라는 점을 분명하게 설명한 후에야 비로소 대화를 끝낸다. 어떠한 경우라도 환자가 질문할 수 있게 해야 한다.

의사가 환자에게 하는 모든 진술은 진실해야 한다. 정보의 결여 또는 의도적인 잘못된 정보는 장기적으로 보았을 때 의사의 부담을 덜어주지 못하며 앞으로의 치료와 예후와 관련해서 환자에게 피해를 준다. 의사가 진실하게 말했을 때만이 현대의

222

학의 미래에 신뢰성이 확보될 수 있다.

이 책의 관심사는 의사 화법의 영역을 넘어서서 의사와 환자 간 대화를 위해 기본이 되는 행동양식에 대해서 서술하는 데 있다. 이때 의사는 환자의 상담자인 동시에 파트너가 되어서 솔직함과 개방적인 자세로 의사와 환자 간의 비대칭적 관계를 완화시키려고 노력해야 한다. 의학적으로 책임질 수 있는 한 환자에 대한 의사의 올바른 언어 표현 사용과 적절한 행동은 환자에게 자기결정권의 일부를 유지하게 하는 데 기여할 수 있다. '의료라는 제도'와 환자 간에 거리감이 생기지 않도록 하는 것이 분명 의사에게 도움이 된다. 이를 위한 기본적인 전제 조건은 훈련에 의해서 그리고 의도적으로 사용되는 의사의 언어이다.

"30분 진료보다 중요한 게 의사-환자간 소통"

"30분 진료를 하는 게 중요한 게 아니라 3분 진료를 하더라도 제대로 환자와 소통하는 기술을 배우는 게 더 중요하다."

대한의료커뮤니케이션학회 유형준(한림의대 내분비내과 교수) 회장과 이현석(현대중앙의원 원장) 정보이사는 9월 10일 학회 심포지엄에서 기자와 만나 이같이 강조했다.

유형준 회장은 "환자와의 커뮤니케이션의 중요성을 인식하는 의사들이 늘어나고 있다"면서 "하루 아침에 되지 않더라도 보다 개선해 나가야 한다는 생각이 확산되고 있다"고 밝혔다.

이현석 정보이사는 "의료분쟁은 대체로 진료 결과가 나쁠 때나 진료 과정에서의 불만, 즉 의사와 환자 간 의사소통에 문제가 있을 때 발생한다"면서 "진료결과가 나쁘게 나오는 것은 불가피한 경우가 있지만 최선의 진료를 다 하면 분쟁은 현저히 줄어든다"고 설명했다.

그러나 의료사고법 제정에 대해서는 반대 입장을 분명히했다. 유 회장은 "법으로 의료분쟁을 강제하는 것은 좋은 방법이 아니다"고 못박았다.

이 정보이사는 "모든 것을 처벌 위주로 하고, 의사의 결백을 강요하는 풍토는 바람직하지 않다"면서 "이렇게 하면 의사와 환자 간 의사소통을 가로막을 수 있기 때문에 법을 만드는 것보다 진료풍토를 개선하는 게 가장 이상적"이라고 지적했다. 그는 "의료분쟁은 여러 측면을 감안할 필요가 있는데 의료사고법안은 의사의 처벌이 어려우니까 환자가 피해를 보고 있다는 기본 생각에서 출발하고 있다"고 꼬집었다. 그는 "이 법안은 의사가 유죄라는 전제에서 출발하는데 이는 무죄추정의 원칙에 어긋날 뿐만 아니라 의사는 강자, 환자는 약자라는 잘못된 관점에서 게임을 시작하자는 것"이라고 비판했다.

이에 따라 의료커뮤니케이션학회는 진료실에서의 원활한 의사소통이 의료분쟁을 최소화하는 길이라고 다시 한번 강조했다. 유 회장은 "의사소통이 충족되지 않으면 여러가지 문제가 생길 수 있다"면서 "환자는 자기에 대해 무엇인가 물어주길 바라는데 그게 잘 안 되면 불친절하고, 제대로 진료하지 않는다고 인식하는 것"이라고 덧붙였다.

이어 유 회장은 "환자에 대해 문진해야 할 사항을 반드시 지키게 하되 수가를 현실화해야 한다"면서 "일부에서는 왜 환자에게 충분히 물어보지 않느냐고 하는데 3분 진료를 할 수밖에 없는 환경이 아니냐"고 되물었다. 특히 유 회장은 30분 진료를 하는 게 중요한 게 아니라 제대로 진료하는 방법을 의사들이 터득해야 한다고 말했다. 유 회장은 "현 의료여건은 짧은 시간에 진료를 해야 한다"면서 "오랜 시간 진료를 하는 게 능사가 아니라 주어진 시간 안에 정확하게 문진하고, 설명하는 진료방법을 배워야 한다"고 주문하고 나섰다.

이에 따라 의료커뮤니케이션학회는 앞으로 인문학자들과 공동으로 효과적인 진료방법에 대해 연구해 나갈 계획이다.

유 회장은 "친절하게 진료하는 게 소통을 잘하는 건 아니다"면서 "환자와의 소통은 친절하다고 해서 될 문제가 아니라 어떻게 잘 설명하느냐에 달렸다"고 잘라 말했다.

– 메디케이트뉴스 2007년 9월 10일자

Adler, R.; Hemmeler, W.: Praxis und Theorie der Anamnese. Stuttgart/New York 1986.

Ahrens, S.: Interaktionsmuster der ambulanten Arzt-Patient-Beziehung in der Allgemeinarzt-praxis. In: J. Siegrist; A. Hendel-Kramer (Hrsg.): Wege zum Arzt. Ergebnisse medizinso-ziologischer Untersuchungen zur Arzt-Patient-Beziehung. München u. a. O. 1979, S. 83-112.

Anschütz, F.: Ärztliches Handeln. Grundlagen, Möglichkeiten, Grenzen, Widersprüche. Darmstadt 1987.

Anschütz, F.: Die körperliche Untersuchung. 3. erweiterte Auflage, Berlin u. a. O. 1978, spez. S. 1-33.

Argelander, H.: Der psychoanalytische Beratungsdialog. Studien zur Textstruktur und Deu-tung an formalisierten Protokolltexten. Göttingen 1982.

Artiss, K. L.; Levine, Arthur S.: Doctor-patient relation in severe illness. In: New Engl. J. Med. 288, 1973, S. 1210-1214.

Balck, F.; Koch, U.; Speidel, H. (Hrsg.): Psychonephrologie. Psychische Probleme bei Nie-reninsuffizienz. Berlin u. a. O. 1985.

Bailar, J. C.; Smith, E. M.: Progress against cancer? In: N. Engl. J. Med. 314, 1986, S. 1226-1232.

Balint, E.: The doctor-patient relationship in the 1980s. In: G. Jappe; C. Nedelmann (Hrsg.): Zur Psychoanalyse der Objektbeziehungen. Stuttgart 1980, S. 95-112.

Balint, E.; Norell, J. S. (Hrsg.): Fünf Minuten pro Patient. Eine Studie über die Interaktion in der ärztlichen Allgemeinarztpraxis. Frankfurt a. M. 1975.

Balint, M.: Der Arzt, sein Patient und die Krankheit. Stuttgart [7]1988.

Baltrusch, H.-J. F.: Krebsdiagnose und psychische Reaktionen: Psychosomatische Beiträge zum Verständnis der Krebskrankheit. Therapiewoche 30, 1980, S. 714-722.

Begemann-Deppe, M.; Jacobi, I,: Gruppenvisite versus Zimmervisite – Patienten nehmen Stel-lung. Psychiat. Prax. 8, 1981, S. 142-146.

Begemann-Deppe, M.; Jacobi, I.: Visiten auf einer psychiatrischen Station. Eine empirische Untersuchung über Erfahrungsprozesse im Rahmen struktureller Veränderungen. In: K. Köhle; H.-H. Raspe (Hrsg.): Das Gespräch während der ärztlichen Visite. Empirische Untersuchungen. München u.a.O. 1982, S. 287-297.

Berg, D.: Wahrheit und Wahrhaftigkeit im Dialog zwischen Arzt und Patient. In: Der Prakti-sche Arzt 14-75, Juli 1975, S. 2108-2112.

Bernhard, T.: Der Atem. Eine Entscheidung. München 1981.

Bettex, M. C.: Psychologische Aspekte zur Begleitung von Krebskranken in der Akutklinik. Therapiewoche 33, 1983, S. 6956-6963.

Bettex, M. C.: Klinische Psychologie des Krebspatienten. Prax. Psychother. Psychosom. 31, 1986, S. 150-163.

Bleuler, M.: Bleiben wir am Kranken. Schweiz. Med. Wschr. 100, 1970, S. 89-96.

Bliesener, T.: Erzählen unerwünscht. Erzählversuche von Patienten in der Visite. In: K.Ehlich (Hrsg.): Erzählen im Alltag. Frankfurt a. M. 1980, S. 143-178.

Bliesener, T.: Gesprächskrisen. Entstehung und Bewältigung von Komplikationen in der Gesprächsführung. Opladen 1984.

Bliesener, T.: Konfliktaustragung in einer schwieriegn »therapeutischen Visite«. In: K. Köhle; H.-H. Raspe (Hrsg.): Das Gespräch während der ärztlichen Visite. Empirische Untersuchungen. München u.a.O. 1982, S. 249-268.

Bliesener, T.: Können Analogien Konflikte im Gespräch überbrücken? In: G. Hindelang; W. Zillig (Hrsg.): Sprache: Verstehen und Handeln. Akten des 15. Linguistischen Kolloquiums Münster 1980, Bd. 2. Tübingen 1981, S. 259-268.

Bliesener, T.: Wie kann man als Patient in der Visite zu Wort kommen? In: G.Tschauder; E. Weigand (Hrsg.): Perspektive: textextern. Akten des 14. Linguistischen Kolloquiums Bochum 1979, Bd. 2. Tübingen 1980, S. 27-36.

Bliesener, T.; Köhle, K.: Die ärztliche Visite. Chance zum Gespräch. Wiesbaden 1986.

Bohlken, J.: Gesprächssituation und Sprechverhalten während der Visite auf einer psychiatrischen Station. Medizinische Dissertation, Marburg 1986.

Böker, W.: Sprache, Ursachenkonzepte und Hilfesuchverhalten des Kranken in unserer Zeit. In: J. Mayer-Scheu; R. Kautzky (Hrsg.): Vom Behandeln zum Heilen. Die vergessene Dimension im Krankenhaus. Göttingen [2]1982, S. 9-22.

Borens, R.: Balint-Gruppen in der psychosomatischen Klinik. In: Therapiewoche 27, 1977, S. 7022-7028.

Boyle, C. M.: Difference between patients' and doctors' interpretation of some common medica terms. In: Brit. Med. J. 2, 1970, S. 286-290.

Brandlmeier, P.: Das ärztliche Gespräch in der Allgemeinpraxis. In: MMW 120 Nr. 42, 1978, S. 1371-1372.

Bräutigam, H. H.: Leben mit der Angst. Über die Furcht vor Krebs und die Notwendigkeit seriöser Aufklärung. In: DIE ZEIT, Nr. 50, 6. Dez. 1991, S. 22.

Brinker, K.: Linguistische Textanalyse. Eine Einführung in Grundbegriffe und Methoden. Grundlagen der Germanistik 29. Berlin 1985.

Brinker, K.; Sager, S. F.: Linguistische Gesprächsanalyse. Eine Einführung. Berlin 1989.

Bron, B.: Angst und Depression bei unheilbar Kranken und Sterbenden. DMW 112,4, 1987, S. 148-154.

Bron, B.: Klinische und therapeutische Aspekte der Trauer. DMW 114, 1989, S. 1294-1299.

Buchborn, E.: Die ärztliche Aufklärung bei infauster Prognose. In: Internist 22, 1981, S. 162-170.

Buchborn, E.: Wissenschaftssprache und Umgangssprache in der Medizin. In: Deutsches Ärzteblatt 86, 1989, S. C – 1341-1342.

Buddeberg, C.: Behandlung funktioneller Störungen aus psychotherapeutischer Sicht. Internist 32, 1991, S. 50-55.

Bunjes, V.: Die Aufgaben des Sozialarbeiters. In: Fritz Meerwein (Hrsg.): Einführung in die Psycho-Onkologie. Bern u. a. O. 1981, S. 211-222.

Bürgin, D.: Pädiatrische Psychoonkologie. In: Fritz Meerwein (Hrsg.): Einführung in die Psycho-Onkologie. Bern u. a. O. 1981, S. 165-183.

Butt, H. R.: A method for better physician-patient communication. In: Ann. o. Intern. Med. 86, 1977, S. 478-480.

Chomsky, N.: Sprache und Geist. Frankfurt a. M. 1970.

Clyne, M. B.: Die Arzt-Patient-Beziehung. Internist 13, 1972, S. 409-413.

Condrau, G.: Der Mensch sucht seinen Tod. In: Dt. Ärzteblatt 88, Heft 16, 1991, S. B-899-904.

Conrad, R.: Studien zur Syntax und Semantik von Frage und Antwort. studia grammatica XIX. Berlin 1978.

Coulthard, M.; Ashby, M.: A linguistic description of doctor-patient interviews. In: M. Wadsworth (Hrsg.): Studies in everyday medical life. London 1976, S. 69-88.

Coulthard, M.; Ashby, M.: Talking with the doctor, 1. In: J. o. Communication 25, 1975, S. 140-147.

Demling, L.; Flügel, H.: Wie steht der Patient zur Aufklärungspflicht des Arztes? Ergebnis einer Umfrage. DMW 100, 1975, S. 1587-1589.

Deneke, F. W.: Arzt-Patient-Beziehung: Wahrnehmung und Diagnose. In: ders. u. a. (Hrsg.): Lehrbuch der medizinischen Psychologie. Köln 1977, S. 204-228.

Drees, A.; Gebhard, E.; Luban-Plozza, B.: Sprache des Kranken – Sprache des Arztes. Die therapeutische Übersetzung. Stuttgart u a.O. 1982.

Dreibholz, J.; Haehn, K.-D. (Hrsg.): Hausarzt und Patient. Lehrbuch der Allgemeinmedizin. Hannover 1983.

Dressler, W.; Wodak, R.: Zur Einführung. In: dies. (Hrsg.): Fachsprache und Kommunikation. Experten im sprachlichen Umgang mit Laien. Wien 1989, S. 1-5.

Eckstaedt, A.: Die Kunst des Anfangs. Psychoanalytische Erstgespräche. Frankfurt a. M. 1991.

Ehlich, K.; Rehbein, J.: Sprache in Institutionen. In: H.-P. Althaus u. a. (Hrsg.): Lexikon der Germanistischen Linguistik. Tübingen 1980, S. 338-345.

Ehlich, K.: »Quantitativ« oder »qualitativ«? Bemerkungen zur Methodologiediskussion in der Diskursanalyse. In: K. Köhle; H.-H. Raspe (Hrsg.): Das Gespräch während der ärztlichen Visite. Empirische Untersuchungen. München u. a. O. 1982, S. 298-312.

Ehlich, K.; Koerfer, A.; Redder, A.; Weingarten, R. (Hrsg.): Medizinische und therapeutische Kommunikation. Diskursanalytische Untersuchungen. Opladen 1990.

Eicke, D.: Balint-Gruppen-Arbeit als Forschungsmethode in der Psychosomatik. In: Therapiewoche 27, 1977, S. 6985-6988.

Eisenmann, I.: Der Arzt im Spiegel des Patienten – Erwartungen, Ängste, Kritik. In: C. Reimer (Hrsg.): Ärztliche Gesprächsführung. Berlin u. a. O. 1985, S. 65-72.

Eisenmann, I.: Ethik in der ärztlichen Gesprächsführung. In: C. Reimer (Hrsg.): Ärztliche Gesprächsführung. Berlin u. a. O. 1985, S. 59-64.

Eisenmann, I.: Zum Umgang mit Malignompatienten. In: C. Reimer (Hrsg.): Ärztliche Gesprächsführung. Berlin u. a. O. 1985, S. 31-36.

Elias, N.: Über die Einsamkeit der Sterbenden (in unseren Tagen). Frankfurt a. M. 1982.

Engelhardt, K.: Patienten-zentrierte Medizin. Stuttgart 1978.

Engelhardt, K.; Wirth, A.; Kindermann, L.: Kranke im Krankenhaus. Grenzen und Ergänzungsbedürftigkeit naturwissenschaftlich-technischer Medizin. Stuttgart ²1987.

Enke, H.: Autorität im Arzt-Patientverhältnis. Schleswig-Hosteinisches Ärzteblatt 24, 1971, S. 642-650.

Enke, H.: Regressive Tendenzen des Patienten im Krankenhaus. Prax. Psychother. Psychosom. 15, 1970, S. 210-220.

Fehlenberg, D.; Köhle, K.: Die Stationsarztvisite zwischen Krankenhausroutine und therapeutischem Gespräch – kommunikationsanalytische Untersuchungen einer für Arzt und Patient schwierigen Interaktionssituation. Psychother. med. Psychol. 33, 1983, Sonderheft. S. 45-52.

Fehlenberg, D.: Die empirische Analyse der Visitenkommunikation: Institutionskritik und Ansätze für eine reflektierte Veränderung institutioneller Praxis. In: Osnabrücker Beiträge zur Sprachtheorie, OBST 24, 1983, S. 29-56.

Fehlenberg, D.; Simons, C.; Köhle, K.: Ansätze zur quantitativen Untersuchung ärztlicher Interventionen im Visitengespräch. In: K. Köhle; H.-H. Raspe (Hrsg.): Das Gespräch während der ärztlichen Visite. Empirische Untersuchungen. München u. a. O. 1982, S. 232-248.

Fehlenberg, D.; Simons, C.; Köhle, K.: Die Krankenvisite – Probleme der traditionellen Stationsarztvisite und Veränderungen im Rahmen eines psychosomatischen Behandlungskonzepts. In: Thure von Uexküll: Psychosomatische Medizin. München u. a. O. 1990, S. 265-286.

Feiereis, H.: Das Gespräch mit somatisch und psychosomatisch Kranken. Allgemeiner Teil. In: C. Reimer (Hrsg.): Ärztliche Gesprächsführung. Berlin u. a. O. 1985, S. 7-16.

Feiereis, H.: Der schmerzende Dialog oder Vom heillosen Sprechen. In: H. Feiereis; R. Saller (Hrsg.): 3 heiße Eisen. München 1992, S. 9-115.

Ferber, Chr. v.: Die Rolle des Arztes in der modernen Gesellschaft. In: Der Praktische Arzt 11/71, 1971, S. 1146-1163.

Ferber, Chr. v.: Verfahren zur Beurteilung der gesundheitspolitischen Relevanz der ärztlichen Versorgung. In Der Praktische Arzt 7/71, 1971, S. 717-724.

Ferber, L. v.: Die Sprachsoziologie als eine Methode der Untersuchung des Arzt-Patienten-Verhältnisses. In: Kölner Zeitschrift für Soziologie 27, 1975, S. 86-96.

Fiehler, R.: Erleben und Emotionalität als Problem der Arzt-Patienten-Interaktion. In: K. Ehlich u.a. (Hrsg.): Medizinische und therapeutische Kommunikation. Opladen 1990, S. 41-65.

Finzen, A.: Arzt, Patient und Gesellschaft. Die Orientierung der ärztlichen Berufsrolle an der sozialen Wirklichkeit. Stuttgart 1969.

Fischer, B.; Lehrl, S. (Hrsg.): Patienten-Compliance. Stellenwert, bisherige Ergebnisse, Verbesserungsmöglichkeiten. Zweite Klausenbacher Gesprächsrunde. Mannheim 1982.

Fischer, K. J.: Warum redet keiner mit mir? In: Schleswig-Holsteinisches Ärzteblatt, Heft 10, 1977, S: 636-639.

Fisher, S.: Was Ärzte sagen – was Patientinnen sagen: Die Mikropolitik des Entscheidungsprozesses im medizinischen Gespräch. In: S. Trömel-Plötz (Hrsg.): Gewalt durch Sprache. Die Vergewaltigung von Frauen in Gesprächen. Frankfurt a. M. 1984, S. 143-162.

Fletcher, C.: Listening and talking to patients. In: Br. Med. J. 281, 1980, S. 845-847, 931-933, 994-996, 1056-1058.

Francis, V. et al.: Gaps in doctor-patient communication. New Engl. J. Med., Vol. 280, Nr. 10, 1969, S. 535-540.

Freyberger, H.: Ärztlicher Umgang mit Tumorpatienten in psychologisch-medizinischer Sicht. MMW 119, Nr. 43, 1977, S. 1381-1386.

Freyberger, H.: Balint-Gruppen-Arbeit mit Studenten im Rahmen der klinisch-psychosomatischen Krankenversorgung. In: Therapiewoche 27, 1977, S. 7076-7091.

Froelich, R. E.; Bishop, F. M.: Die Gesprächsführung des Arztes. Ein programmierter Leitfaden. Berlin u. a. O. 1973.

Gaus, E.; Köhle, K.: Ängste des Patienten – Ängste des Arztes. Anmerkungen zur Konfliktaustragung in einer schwierigen Visite bei einem Todkranken. In: K. Köhle; H.-H. Raspe (Hrsg.): Das Gespräch während der ärztlichen Visite. Empirische Untersuchungen. München u.a.O. 1982, S. 269-286.

230

Gebsattel, Freiherr von, V.-E.: Zur Sinnstruktur der ärztlichen Handlung. Studium Generale, Heft 8, 6. Jg., 1953, S. 461-471.

Geisler, L.: Arzt und Patient – Begegnung im Gespräch. Wirklichkeit und Wege. Frankfurt a. M. ²1989.

Geisler, L.: Arzt und Patient im Gespräch. Wirklichkeit und Wege. In: Deutsches Ärzteblatt 85, Heft 50, 1988, S. B – 2520-2526.

Gleichmann, S.; Gleichmann, U.: Patientenedukation bei Hypertonie – Welche Methoden sind praxisgerecht? Internist 32, 1991, S. 119-126.

Gross, R.; Hilger, H. H.; Kaufmann W.; Scheurlen, P. G. (Hrsg.): Ärztliche Ethik. Symposium, Köln, 1.12.1977, Stuttgart/New York 1978.

Gück, J.; Matt, E.; Weingarten, E.: Sprachliche Realisierung von hierarchischen Kontexten. – Eine Analyse intensiv-medizinischer Visitenkommunikation. In: H. G. Soeffner (Hrsg.): Beiträge zu einer Soziologie der Interaktion. Frankfurt/New York 1984, S. 121-161.

Gutwinski-Jeggle, J.: Das Arzt-Patient-Verhältnis im Spiegel der Sprache. Sprachwissenschaftliche Studien an Texten aus einer Balint-Gruppe. Berlin u. a. O. 1987.

Haferlach, T.: Das Gesprächsverhalten von Patientinnen und Patienten in der ärztlichen Visite. Unveröffentlichtes Manuskript, Kiel 1987, 80 Seiten.

Hahn, P.: Ärztliche Propädeutik. Gespräch, Anamnese, Interview. Einführung in die anthropologische Medizin – wissenschaftstheoretische und praktische Grundlagen. Berlin u. a. O. 1988.

Hansen, K.-J.: Die Aufklärungpflicht des Arztes in medizinischer und juristischer Sicht. In: Schleswig-Holsteinisches Ärzteblatt, 45, Heft 8, August 1992, S. 23-26.

Hartmann, D.: Begrüßungen und begrüßungsrituale. Überlegungen zu verwendungsweisen sprachlicher symbolik in kommunikativen handlungsmustern. In: Zeitschrift für Germanistische Linguistik 1, 1973, S. 133-162.

Hartmann, F.: Ärztliche Antworten auf elementare menschliche Leidensverfassungen. Therapiewoche 27, 1977, S. 6919-6933.

Hartmann, F.: Der erste Satz des Kranken im Gespräch mit dem Arzt. Therapiewoche 28, 1978, S. 8056-8062.

Hartmann, F.: Überhöhte Leitwerte ärztlichen Selbstverständnisses. In: Therapiewoche 31, 1981, S. 826-836.

Haun, R.: Der befreite Patient. Wie wir Selbsthilfe lernen können. Eine Alternative zum Medizin-Konsum. München 1982.

Have, P. ten: Und der Arzt schweigt. Sprechstunden-Episoden, in denen Ärzte auf Patienteninformationen sprachlich nicht reagieren. In: Konrad Ehlich u. a (Hrsg.): Medizinische und therapeutische Kommunikation. Opladen 1990, S. 103-121.

Heeschen, C.; Kolk, H.: Adaptation bei aphatischen Störungen. In: W. Klein (Hrsg.):.Sprache Kranker. LiLi 18, Heft 69, 1988, S.41-53.

Heimann, H. : Entscheidend ist die menschliche Vertrauensbasis zwischen Therapeut, Patient und Angehörigen. In: Therapiewoche 41, 1991, S. 99-103.

Hein, N.; Hoffmann-Richter, U.; Lalouschek, J.; Nowak, P., Wodak, R.: Kommunikation zwischen Arzt und Patient. In: Wiener Linguistische Gazette, Beiheft 4, 1985, S. 1-87.

Henne, H.; Rehbock, H.: Einführung in die Gesprächsanalyse. Berlin/New York 1982.

Herrmann, J. M.: Sprache zwischen Arzt. Patient und Wissenschaft. In: Sprache und Wissenschaft. Referate einer Vorlesungsreihe des Collegium Generale der Universität Bern. Bern 1984, S. 83-95

Linden, M.; Albrecht, J.: Individueller Arzt-Patient-Kontakt auf einer psychiatrischen Akutstation. In: Psychother. med. Psychol. 31, 1981, S. 87-90.

Löning, P.: Das Arzt-Patienten-Gespräch. Gesprächsanalyse eines Fachkommunikationstyps. Bern u. a. O. 1985.

Löning, P.: Probleme der Dialogsteuerung in Arzt-Patientengesprächen. In: S. F. Sager; P. Löning (Hrsg.): Kommunikationsanalysen ärztlicher Gespräche. Ein Hamburger Workshop. Hamburg 1986, S. 105-126.

Löning, P.: Zur medizinischen Fachsprache. Stilistische Gliederung und Textanalysen. In: Muttersprache, 91. Jg., 1981, S. 79-92.

Löning, P.; Rehbein, J.: Arzt-Patienten-Kommunikation. Analysen zu interdisziplinären Problemen des medizinischen Diskurses. Berlin 1993.

Loo, J. van de; Wörmann, B.: Ärztliche Aufklärung über die Krankheit zum Tode. In: Deutsches Ärzteblatt 89, Heft 16, 17. April 1997 (17), S. B – 889-894.

Lörcher, H.: Gesprächsanalytische Untersuchungen zur Arzt-Patienten-Kommunikation. Tübingen 1983.

Lüger, H.-H.: Formen rituellen Sprachgebrauchs. Eine vorläufige Skizze. In: Deutsche Sprache 8, 1980, S. 21-39.

Lüth, P. (Hrsg.): Kommunikation in der Medizin. Aufsätze zu ihrer Theorie und Praxis. Stuttgart 1975.

Lüth, P.: Ansichten einer künftigen Medizin. München 1971.

Lüth, P.: Das Ende der Medizin? Entdeckung der neuen Gesundheit. Stuttgart 1986.

Lüth, P.: Kritische Medizin. Zur Theorie-Praxis-Problematik der Medizin und der Gesundheitssysteme. Hamburg 1972.

Lüth, P.: Lehren und Lernen in der Medizin. Stuttgart 1971.

Lüth, P.: Medizin. Medizin als Natur- und Sozialwissenschaft. Darmstadt 1974.

Lüth, P.: Sprechende und stumme Medizin. Über das Patienten-Arzt-Verhältnis. Frankfurt a. M. 1974.

Maass, G.: Wirklichkeit, Hoffnung, Angst und menschliche Zusammenarbeit zwischen Arzt und Patient. In: Der Praktische Arzt 14-75, 1975, S. 2112-2119.

Maaß, E.: Anmerkungen zur Geschichte der klinischen Visite. In: K. Köhle; H.-H. Raspe (Hrsg.): Das Gespräch während der ärztlichen Visite. Empirische Untersuchungen. München u.a.O. 1982, S. 313-328.

Macdonald, E. T.; Macdonald J. B.; Phoenix, M.: Improving drug compliance after hospital discharge. In: Brit. med. J. 2, 1977, S. 618-621.

Macleod, J. (Hrsg.): Clinical Examination. Edinburgh ⁶1984, spez. S. 1-15.

Maguire, P., Faulkner, A.: Communicate with cancer patients: Handling bad news and difficult questions. In: Br. Med. J. 297, 1988, S. 907-909.

Mann, F.; Pfeiffer, W. M.: Analyse ärztlicher Aufklärungsgespräche vor Operationen. In: MMW 123, Nr. 10, 1981, S: 398-400.

Martini, P.: Arzt und Kranker. Studium Generale, Heft 8, 6. Jg., 1953, S. 450-458.

Martz, G.: Die Beziehungen zwischen Hausarzt und onkologischem Zentrum. In: F. Meerwein (Hrsg.): Einführung in die Psycho-Onkologie. Bern u. a. O. 1981, S. 184-198.

Mazeland, H.: Die Kontextualität minimaler Redeannahmen im Arzt-Patient-Diskurs. In: K. Ehlich u.a (Hrsg.): Medizinische und therapeutische Kommunikation. Opladen 1990, S. 82-102.

232

Meerwein, F. (Hrsg.): Einführung in die Psycho-Onkologie. Bern u. a. O. 1981.

Meerwein, F.: Das ärztliche Gespräch. Grundlagen und Anwendungen. Bern ³1986.

Meerwein, F.: Die Arzt-Patienten-Beziehung des Krebskranken. In: F. Meerwein (Hrsg.): Einführung in die Psycho-Onkologie. Bern u. a. O. 1981, S. 84-164.

Menz, F.: Der geheime Dialog. Institutionalisierte Verschleierungen in der Arzt-Patient-Kommunikation. Philosophische Dissertation, Wien 1988.

Mickisch, R.; Weber, M.: Gedanken zur »Balint-Arbeit« auf einer klinisch-psychosomatischen Station. In: Therapiewoche 27, 1977, S. 7011-7021.

Mudersbach, K.: Die Methode der Gesetzesanalyse als Beitrag der Individual-Linguistik zur Erfassung der Patienten-Wirklichkeit. In: W. Klein (Hrsg.): Sprache Kranker. LiLi 18, Heft 69, 1988, S.84-110.

Müllerleile, U.: Umgang mit Krebskranken. Typische Fehler und wie man sie vermeiden kann – Therapiebegleitung aus der Sicht eines internistischen Onkologen. In: Schleswig-Holsteinisches Ärzteblatt 10, 43. Jg., 1990, S. 7-9.

Niederle, N.; Aulbert, E.: Der Krebskranke und sein Umfeld. Stuttgart, New York 1987.

Nordmeyer, J. et al.: Dimension des ärztlichen Visitenverhaltens und ihr Zusammenhang mit ausgewählten Merkmalen von Arzt und Patient. Med. Psychol. 5, 1979, S. 208-228.

Nordmeyer, J.: Arzt-Patient-Beziehung während der Visite unter besonderer Berücksichtigung von Problempatienten. Diss., Hamburg 1981.

Nordmeyer, J. et al.: Formal-quantitative Aspekte des Sprachverhaltens von Arzt und Patient während der Visite. Zeitschrift f. klin. Psycholog. 10, 1981, S. 220-231.

Nordmeyer, J.: Formal-quantitative Aspekte der Arzt-Patient-Beziehung während der Visite. In: K. Köhle; H.-H. Raspe (Hrsg.): Das Gespräch während der ärztlichen Visite. Empirische Untersuchungen. München u.a.O. 1982, S. 58-69.

Nothdurft, W.: »Schilderung von Beschwerden« in ärztlichen Sprechstundengesprächen – Die interaktive Konstitution des klinischen Sachverhalts. In: S. F. Sager; P. Löning (Hrsg.): Kommunikationsanalysen ärztlicher Gespräche. Ein Hamburger Workshop. Hamburg 1986, S. 17-38.

Nothdurft, W.: »Ich komme nicht zu Wort«. Austausch-Eigenschaften als Ausschluß-Mechanismen des Patienten in Krankenhaus-Visiten. In: Amsterdamer Beiträge zur neueren Germanistik 13, 1981, S. 321-342.

Nothdurft, W.: Zur Undurchlässigkeit von Krankenhaus-Visiten. In: K. Köhle; H.-H. Raspe (Hrsg.): Das Gespräch während der ärztlichen Visite. Empirische Untersuchungen. München u. a. O. 1982, S. 23-35.

Nothdurft, W.; Reitemeier, U.; Schröder, P.: Beratungsgespräche – Analyse asymmetrischer Dialoge. Tübingen 1992.

Novack, D. H.; Plumer, R.; Smith, R. L.; Ochitill, H.; Morrow, G. R.; Bennett, J. M.: Changes in physicians' attitudes toward telling the cancer patient. In: JAMA 241, Nr. 9, 1979, S. 897-900.

Nowak, P.; Wimmer-Puchinger, B.: Die Umsetzung linguistischer Analyseergebnisse in ein Kommunikationstraining mit Ärzten – Ein Modellversuch. In: K. Ehlich u.a (Hrsg.): Medizinische und therapeutische Kommunikation. Opladen 1990, S. 137-142.

Oksaar, E.: Probleme der Arzt-Patient-Interaktion. In: Klaus Oehler (Hrsg.): Zeichen und Realität. Akten des 3. semiotischen Kolloquiums Hamburg. Bd. 3. Tübingen 1984, S. 1101-1110.

Paar, G.; Rassek, M.; Schultheis, K.-H.; Simons, C.; Köhle, K. Darstellung und Interpretation der Interaktionsvorgänge während einer ärztlichen Visite bei einer Patientin mit Colon irritabile. In: Verh. dt. Gesell. f. Innere Med. 81, 1975, S. 1737-1738.

Petzhold, E.; Reindell, A.: Klinische Psychosomatik. Heidelberg 1980, spez. S. 16-25.

Pfeiffer, W. M.: Bewältigungsstile im Aufklärungsgespräch vor Operationen. In: G. Hindelang; W. Zillig (Hrsg.): Sprache: Verstehen und Handeln. Akten des 15. Linguistischen Kolloquiums Münster 1980, Bd. 2., Tübingen 1981, S. 269-277.

Picker-Huchzermeyer, W.: Die Struktur der »Leidensgeschichte« in Arzt-Patienten-Gesprächen. Praktische Erfahrungen mit Studenten und Patienten. In: S. F. Sager; P. Löning (Hrsg.): Kommunikationsanalysen ärztlicher Gespräche. Ein Hamburger Workshop. Hamburg 1986, S. 127-144.

Quasthoff, U. M.: Das Prinzip des primären Sprechers, das Zuständigkeitsprinzip und das Verantwortungsprinzip. Zum Verhältnis von »Alltag« und »Institution« am Beispiel der Verteilung des Rederechts in Arzt-Patienten-Interaktionen. In: K. Ehlich u.a (Hrsg.): Medizinische und therapeutische Kommunikation. Opladen 1990, S. 66-81.

Quasthoff-Hartmann, U. M.: Frageaktivitäten von Patienten in Visitengesprächen: Konversationstechnische und diskursstrukturelle Bedingungen. In: K. Köhle; H.-H. Raspe (Hrsg.): Das Gespräch während der ärztlichen Visite. Empirische Untersuchungen. München u.a.O. 1982, S. 70-101.

Raspe, H.-H.: Informationsbedürfnisse von Patienten. Med. Welt Bd. 28/ Heft 49, 1977, S. 1990-1993.

Raspe, H.-H.: Warum fragen Krankenhauspatienten so wenig? Eine medizinsoziologische Untersuchung der Stationsarztvisite. Therapiewoche 30, 1980, S. 560-573.

Raspe, H.-H.; Siegrist, J.: Zur Gestaltung der Arzt-Patient-Beziehung im stationären Bereich. In: J. Siegrist; A. Hendel-Kramer (Hrsg.): Wege zum Arzt. Ergebnisse medizinsoziologischer Untersuchungen zur Arzt-Patient-Beziehung. München u. a. O. 1979, S. 113-138.

Raspe, H.-H.: Informationsbedürfnisse und faktische Informiertheit bei Krankenhauspatienten. In: H. Begemann (Hrsg.): Patient und Krankenhaus. München u. a. O. 1976, S. 49-70.

Raspe, H.-H.: Informationsbedürfnisse und faktische Informiertheit bei Krankenhauspatienten. Med. Klin. 71, Nr. 23, 1976, S. 1016-1020.

Raspe, H.-H.: Visitenforschung in der Bundesrepublik: Historische Reminiszenzen und Ergebnisse formal-quantitativer Analysen. In: K. Köhle; H.-H. Raspe (Hrsg.): Das Gespräch während der ärztlichen Visite. Empirische Untersuchungen. München u.a.O. 1982, S. 1-15.

Rassek, M.; Paar, G.; Schultheis, K.-H.; Simons, C.; Köhle, K.: Funktionen der ärztlichen Visite im Rahmen der internistisch-psychosomatischen Krankenversorgung. In: Verh. dt. Ges. f. Innere Med. 81, 1975, S. 1735-1737.

Reader, G. G. et al.: What patients expect from their doctors. In: The modern Hospital 89, 1957, S. 88-94.

Reimer, C.: Das Gespräch mit depressiven und suizidalen Patienten. In: C. Reimer (Hrsg.): Ärztliche Gesprächsführung. Berlin u. a. O. 1985, S. 41-46.

Reimer, C.: Interaktionsprobleme zwischen Ärzten und Krebspatienten. In: C. Reimer (Hrsg.): Ärztliche Gesprächsführung. Berlin u. a. O. 1985, S. 37-40.

Rellecke, E.-M.: Selbstverantwortung und Mitbestimmung des Patienten bei seiner Behandlung. Praktische Nutzanwendung des Analyse ärztlicher Gespräche. In: S. F. Sager; P. Löning (Hrsg.): Kommunikationsanalysen ärztlicher Gespräche. Ein Hamburger Workshop. Hamburg 1986, S. 39-84.

Remmert, A.: Mein guter Arzt? Umfrageergebnisse des Arbeitskreises »Leben Lernen mit Krankheit und Behinderung«. In: KISS, aktuell; Selbsthilfezeitung 40, Gesundheitsamt Hamburg Nord 1991, S. 7-8.

Renschler, H. E.: Erhebung der Anamnese. In: B. Savic (Hrsg.): Allgemeine klinische Untersuchungen. Berlin u. a. O. 1978, S. 1-6.

Reutter, S.: Die Interaktion zwischen Arzt und Patient. In: Med. Klin. 75, Nr. 14, 1980, S. 526-530.

Reynolds, M.: No news is bad news: patients' views about communication in hospital. In: Brit. Med. J. 1, 1978, S. 1673-1676.

Rohde-Dachser, C.: Ärztliche Psychotherapie-Weiterbildung in der psychiatrischen Klinik – Erfahrungen und Reflexionen am Beispiel der Medizinischen Hochschule Hannover. Psychother. med. Psychol. 6, 1979, S. 183-194.

Rose, H. K.: Die Gruppenvisite als Element stationärer Therapie. Psychiatr. Prax. 7, 1980, S. 266-271.

Rosumek, S.: Gespräche mit PatientInnen – oder über sie? Sprachwissenschaftliche Analysen von Oberarztvisiten in der Psychiatrie. Frankfurt a. M. u. a. O 1992.

Rosumek, Silke: Sprachliche Rituale in ihrer Form und Funktion. Vertrauensbildende Maßnahmen in der Arzt-Patient-Beziehung. Magisterarbeit, Christian-Albrechts-Universität, Kiel 1987.

Rosumek, S.: Sprachliche Rituale. Vertrauensbildende Maßnahmen in der Arzt-Patient-Kommunikation. In: K. Ehlich u.a (Hrsg.): Medizinische und therapeutische Kommunikation. Opladen 1990, S. 27-40.

Rufus von Ephesos: Die Fragen des Arztes an den Kranken. Herausgegeben, übersetzt und erläutert von Hans Gärtner. Berlin 1962.

Sacks, O.: Der Mann, der seine Frau mit einem Hut verwechselte. Deutsch von D. van Gunsteren, Leck 1991.

Sacks, O.: Stumme Stimmen. Reinbek bei Hamburg 1990.

Sacks, O.: Zeit des Erwachens, Das Buch zum Film. Weinheim 1989.

Sager, S. F.: Übersprungshandlungen im menschlichen Verbalverhalten. In: G. Hindelang; W. Zillig (Hrsg.): Sprache: Verstehen und Handeln. Akten des 15. Linguistischen Kolloquiums Münster 1980, Bd. 2. Tübingen 1981, S. 279-288.

Sager, S. F.; Löning, P. (Hrsg.): Kommunikationsanalysen ärztlicher Gespräche. Ein Hamburger Workshop. Hamburg 1986.

Savage, R.; Armstrong, D.: Effect of a general practitioner's consulting style on patients' satisfaction: a controlled study. In: British Medical Journal 301, 1990, S. 968-970.

Savić, B. (Hrsg.): Allgemeine klinische Untersuchungen. Berlin u. a. O. 1978.

Schadewaldt, H.: Der Arzt vor der Frage von Leben und Tod. In: Klin. Wschr. 47, Heft 11, 1969, S. 557-568.

Schipperges, H.: Erwartungen an den Arzt von morgen. In: Medicinale XX, Iserlohn 1990, Medizin und Grenzgebiete, Perspektiven für die '90er Jahre, 2. Aufl., Iserlohn, Bd. 2, S. 1095-1109.

Schlemmer, J.: Nur was sich ändert, kann bestehen. Neue Meinungen über das Gesundheitswesen. In: Medicinale XX, Iserlohn 1990, Medizin und Grenzgebiete, Perspektiven für die '90er Jahre, 2. Aufl., Iserlohn, Bd. 2, S. 1085-1094.

Schlemmer, J.: Was der Patient von seinem Arzt zu erhoffen wagt. In: Medicinale XX, Iserlohn 1990, Medizin und Grenzgebiete, Perspektiven für die '90er Jahre, 2. Aufl., Iserlohn, Bd. 2, S. 1111-1117.

Schmädel, D.: Nichtbefolgung ärztlicher Anordnungen. Med. Klin. 36, 1976, S. 1460-1466.

Schmädel, D.: Nichtbefolgung ärztlicher Verordnungen. Ausmaß und Ursachen. In: J. Siegrist; A. Hendel-Kramer (Hrsg.): Wege zum Arzt. Ergebnisse medizinsoziologischer Untersuchungen zur Arzt-Patient-Beziehung. München u. a. O. 1979, S. 139-171.

Schmähl, D.; Ehrhart, H. (Hrsg.): Ethik in der Behandlung Krebskranker und Schwerkranker. München u. a. O. 1987.

Schmidt-Knaebel, S.: Zum Begriff des »Ärztlichen Deutens« im Rahmen einer diskursanalytischen Psychotherapieforschung. In: Deutsche Sprache 16, 1988, S. 259-270.

Schober, C.: Tod und Sterben aus der Sicht von Medizinstudenten. Med. Diss., Heidelberg 1987.

Schüffel, W.; Schonecke, O. W.: Die Anamneseerhebung als Gespräch. In: Therapiewoche, Heft 30, 1973, S. 2478-2484.

Schwab, P. J.: Das Arzt-Patient-Gespräch als »Dynamisches Feld«. Ein Anwendungsbeispiel der vektoriellen Skalographie nach Strüber. In: K. Ehlich u.a (Hrsg.): Medizinische und therapeutische Kommunikation. Opladen 1990, S. 122. 136.

Seidl, E.; Walter, I.: Angst und Information im Krankenhaus. Interaktionsprobleme zwischen Patienten, Ärzten und Pflegepersonal. Wien u. a. O. 1979.

Senn, H. J.; Glaus, A.: Wahrhaftigkeit am Krankenbatt – auch bei Tumorpatienten? In: Schweiz. Rundschau Med. (PRAXIS) 80, Nr. 9, 1991, S. 200-205.

Senn, H.-J.: Wahrhaftigkeit am Krankenbett. In: F. Meerwein (Hrsg.): Einführung in die Psycho-Onkologie. Bern u. a. O. 1981, S. 64-83.

Siegrist, J.: Asymmetrische Kommunikation bei klinischen Visiten. Med. Klin. 71, Nr. 45, 1976, S. 1962-1966.

Siegrist, J.: Arbeit und Interaktion im Krankenhaus. Vergleichende medizinsoziologische Untersuchungen in Akutkrankenhäusern. Stuttgart 1978.

Siegrist, J.: Asymmetrische Kommunikation bei klinischen Visiten. In: K. Köhle; H.-H. Raspe (Hrsg.): Das Gespräch während der ärztlichen Visite. Empirische Untersuchungen. München u. a. O. 1982, S. 16-22.

Siegrist, J.: Erfahrungsstruktur und Konflikt bei stationären Patienten. Ein Beitrag zur Wissenssoziologie im medizinischen Bereich. Zeitschr. f. Soziologie, Jg. 1, Heft 3, 1972, S. 271-280.

Siegrist, J.; Hendel-Kramer, A. (Hrsg.): Wege zum Arzt. Ergebnisse medizinsoziologischer Untersuchungen zur Arzt-Patient-Beziehung. München u. a. O. 1979.

Siminoff, L. A.; Fetting, J. H.; Abeloff, M. D.: Doctor-patient communication about breast cancer adjuvant therapy. In: J. o. Clin. Oncolog., Vol 7, No. 9, 1989, S. 1192-1200.

Sodemann, U.; Toerkott, J.; Köhle, K.: Affekt-Themen in Visiten bei Patienten mit ungünstiger Prognose auf einer internistisch-psychosomatischen Krankenstation. In: K. Köhle; H.-H. Raspe (Hrsg.): Das Gespräch während der ärztlichen Visite. Empirische Untersuchungen. München u. a. O. 1982, S. 210-231.

Speidel, H.: Die Balint-Gruppe. Voraussetzungen, Theorie und Methodik. In: Therapiewoche 27, 1977, S. 6946-6961.

Spelman. M.S.; Ley, P.; Jones, C.: How do we improve doctor-patient communications in our hospitals? In: World Hospitals: l'Hôpital dans le Monde. Vol. 2, 1966, S. 126-134.

Spiegel, A. D.; Demone, H. W.: Questions of hospital patients – unasked and unanswered. In: Postgraduate Medicine 43, 1968, S. 215-218.

Spiegel, Y.: Der Prozeß des Trauerns. Analyse und Beratung. Mainz [4]1981.

Spiegel-Rösing, I.; Petzold, H. (Hrsg.): Die Begleitung Sterbender. Theorie und Praxis der Thanatotherapie. Ein Handbuch. Paderborn 1984.

Sprang-Fogasy, T.: Alternativen der Gesprächseröffnung im ärztlichen Gespräch. In: ZGL 15, 1987, S. 293-302.

Sprang-Fogasy, T.: Ärztliche Kommunikation. Transfer diskursanalytischen Wissens in die Praxis. In: K. Ehlich u.a (Hrsg.): Medizinische und therapeutische Kommunikation. Opladen 1990, S. 143-155.

Sprang-Fogasy, T.: Medikamente im Gespräch zwischen Arzt und Patient – Gesprächsanalysen für die Praxis. In: Deutsche Sprache 16, 1988, S. 240-258.

Stamm, H.: Ist der Patient dem Arzt ausgeliefert? In: Therapie der Gegenwart, Heft 1, 118, 1979, S. 7-16.

Steiger, R.: Lehrbuch der Diskussionstechnik. Frauenfeld [5]1990.

Steiger, R.: Lehrbuch der Vortragstechnik. Frauenfeld [5]1990.

Steiger, R.: Menschenorientierte Führung. Anregungen für zivile und militärische Führungskräfte. Frauenfeld [3]1991.

Steinmann, G. et al.: Nonverbale Kommunikation zwischen Arzt und Patient während der Visite. Med. Psychologie 4, 1978, S. 68-80.

Streicher, H.-J.: Wie weit sind unsere Patienten aufklärbar. In: Fortschritte der Medizin 99, Nr. 41, 1981, S. 1673-1676.

Stunder, W. A.: Die Asymmetrie im Arzt-Patienten-Verhältnis bei der Visite. In: Deutsches Ärzteblatt 84, Heft 15, 1987, S. B – 714-716.

Stutterheim, C. von: Sprachanalyse als medizinisches Diagnoseinstrument. Eine exemplarische Diskussion des Gottschalk/Gleser-Verfahrens. In: W. Klein (Hrsg.): Sprache Kranker. LiLi 18, Heft 69, 1988, S. 54-83.

Sucharowski, W.: Widersprüche bei der Partnermodellierung zwischen Therapeut und Patient. In: S. F. Sager; P. Löning (Hrsg.): Kommunikationsanalysen ärztlicher Gespräche. Ein Hamburger Workshop. Hamburg 1986, S. 85-104.

Thaler, M. et al.: Exploration of doctor-patient relationship through projective techniques. Their use in psychosomatic illness. Psychosom. Med. 19, 1957, S. 228-239.

Theml, H.: Verdrängung und Aufklärung – zur Dynamik des Umgangs mit unheilbaren Erkrankungen. Med. Klin. 77, 1982, Nr. 10, S. 18-22.

Thiede, A. (Hrsg.): Die Wahrheit am Krankenbett. Eröffnungsveranstaltung der Akademie für medizinische Fortbildung der Ärztekammer Schleswig-Holstein am 27. Januar 1990. Köln 1990.

Todd, A. D.: »Die Patientin hat nichts zu sagen«: Kommunikation zwischen Frauenärzten und Patientinnen. In: S. Trömel-Plötz: Gewalt durch Sprache. Die Vergewaltigung von Frauen in Gesprächen. Frankfurt a. M. 1984, S. 163-183.

Träger, H.; Flemming, B.; Nordmeyer, J.; Meffert, H.-J.; Bleese, N.; Krebber, H.-J.: Psychological effects of preoperative doctor-patient communications. In: R. Becker; J. Katz; M.-J. Polonius; H. Speidel (Hrsg.): Psychopathological and neurological dysfunctions following open-heart surgery. Berlin u. a. O. 1982, S. 129-136.

Träger, H.: Psychologische Aspekte der ärztlichen Aufklärung von Patienten vor Herz- und Gefäßoperationen. Med. Diss., Hamburg 1980.

Uexküll, T. v.: Das Problem der Entsprechung von Rollen und Gegenrollen bei Arzt und Patient. In: G. Jappe; C. Nedelmann (Hrsg.): Zur Psychoanalyse der Objektbeziehungen. Stuttgart 1980, S. 37-73.

Uexküll, T. v.: Die Chefarztvisite als Problem. Die Suche nach »der Krankheit« und das Problem einer Organisation der Beteiligten. Med. Klin. 72, Nr. 7, 1977, S. 269-276.

Uexküll, T. v.: Sprechen und Sprachformen in der Medizin. In: A. Drees u. a. (Hrsg.): Sprache des Kranken – Sprache des Arztes. Die therapeutische Übersetzung. Patientenbezogene Medizin, Heft 5, 1982, S. 21-34.

Urban, H.: Sprachliche Kommunikationsstrukturen der ärztlichen Visite auf einer internistisch-psychosomatischen Station. Med. Diss., Ulm 1978.

Verres, R.: Die Kunst zu Leben. Krebsrisiko und Psyche. München, 1991.

Vollmoeller, W.: Beurteilung der Suizidalität durch den nicht-spezialisierten Arzt. DMW 114, 1989, S. 1422-1423.

Wadsworth, M.: Studies of doctor-patient communication. In: M. Wadsworth (Hrsg.): Studies in everyday medical life. London 1976, S. 3-12.

Wander, M.: Leben wär' eine prima Alternative. Tagebuchaufzeichnungen und Briefe. F. Wander (Hrsg.). Darmstadt u. a. O., [14]1982.

Weber, W.: Das Gespräch mit dem Krebspatienten und seinen Angehörigen. In: Schleswig-Holsteinisches Ärzteblatt, Heft 6, 1992, S. 23-24.

Weidmann, R.: Rituale im Krankenhaus. Eine ethnopsychoanalytische Studie zum Leben in einer Institution. Wiesbaden 1990.

Weimar, W.: Der ärztliche Heileingriff und das Aufklärungsgespräch des Arztes. In: Arzt – Krankenhaus – Patient, München 1976, S. 48-66.

Weiner, H.: Eine Medizin der menschlichen Beziehungen. Bemerkung zur Verleihung der Ehrendoktorwürde der Medizin durch die technische Universität München am 14. November 1988. Psychother. med. Psychol. 39, 1989, S. 96-102.

Weißbach-Rieger, A.: Praktische Erfahrungen mit der psychosozialen Rehabilitation beim Mammakarzinom. In: K. Ebeling; K. P. Hellriegel (Hrsg.): Mammakarzinom. Prävention Diagnostik Therapie Nachsorge. Tökendorf 1991, S. 259-263.

Wellendorf, F.: Rituelles Handeln in der Schule. Zur symbolischen Funktion von Lernzieltaxonomien. In: H. C. Goeppert (Hrsg.): Sprachverhalten im Unterricht. Zur Kommunikation von Lehrer und Schüler in der Unterrichtssituation. München 1977, S. 10-35.

Werlen, I.: Konversationsrituale. In: Jürgen Dittmann (Hrsg.): Arbeiten zur Konversationsanalyse. Linguistische Arbeiten 75. Tübingen 1979, S. 144-175.

Werlen, I.: Ritual und Sprache. Tübingen 1984.

Wesiack, W.: Das ärztliche Gespräch – Versuch einer Strukturanalyse. In: T. v. Uexküll: Psychosomatische Medizin. München u. a. O. 1990, S. 258-264.

Westphale, C.; Köhle, K.: Gesprächssituation und Informationsaustausch während der Visite auf einer internistisch-psychosomatischen Krankenstation. In: K. Köhle; H.-H. Raspe (Hrsg.): Das Gespräch während der ärztlichen Visite. Empirische Untersuchungen. München u. a. O. 1982, S. 102-139.

Wildgrube, K.: Die Arzt-Patient-Beziehungen. In: H.-D. Basler u. a. (Hrsg.): Medizinische Psychologie II. Sozialwissenschaftliche Aspekte der Medizin. Stuttgart 1978, S. 33-52.

Wildgrube, K.; Tewes, U.: Wissenschaftstheoretische und methodologische Überlegungen zur Erforschung der Arzt-Patient-Beziehung. In: W.-R. Minsel u. a. (Hrsg.): Brennpunkte der klinischen Psychologie. München 1982, S. 35-53.

Wilke, E.: Das Gespräch mit dem psychosomatisch Kranken. Spezieller Teil. In: C. Reimer (Hrsg.): Ärztliche Gesprächsführung. Berlin u. a. O. 1985, S. 17-30.

Witfeld, F.: Informationsübermittlung während der ärztlichen Visite auf einer internistisch psychosomatischen Krankenstation. Diss. Med. Ulm 1978.

Zutt, J.: Der Arzt und der Kranke, der Mediziner und der Fall. Studium Generale, Heft 8, 6. Jg., 1953, S. 443-449.

일방통행 하는 의사, 쌍방통행을 원하는 환자

초판1쇄 찍은날 2007년 10월 15일 ‖ 초판2쇄 펴낸날 2008년 12월 10일

지은이 토르스텐 하퍼라흐 ‖ 옮긴이 백미숙 ‖ 펴낸이 정혜옥

편집책임 기복임, 권미진 ‖ 디자인 강승구 ‖ 홍보·마케팅 김미정

펴낸곳 굿인포메이션 ‖ 출판등록 1999년 9월 1일 제1-2411호

주소 135-280 서울시 강남구 대치동 938 삼환아르누보빌딩Ⅱ 720호

홈페이지 www.goodinfobooks.co.kr ‖ E-mail ok@goodinfobooks.co.kr

전화 929-8153~4 ‖ 팩스 929-8164

ISBN 978-89-88958-58-2 03510